Éléments de psychologie médicale

Notes de cours

Dirigée par Benjamin Mulamba Mbuyi

L'objet de la collection est de susciter les publications dont la vocation est double : d'une part offrir aux professeurs d'universités l'opportunité de publier leurs notes de cours, utilisées tout au long de leur carrière, et d'autre part offrir aux étudiants et chercheurs les outils de travail dont ils ont grandement besoin.

La collection s'adresse principalement aux étudiants et se propose d'envisager toutes les questions qui touchent tous les aspects de droit, de science politique et de relations internationales qui font l'objet d'un enseignement universitaire autonome.

Nous privilégierons la publication de manuels de grande qualité scientifique qui seront mis à la disposition des étudiants, régulièrement révisés comme des outils pédagogiques et utilisés dans un grand nombre d'institutions universitaires à travers le monde.

Déjà parus :

Jean Pierre LOTOY ILANGO-BANGA, *Apprendre la science politique pour comprendre la politique*, 2018.
Berthold OYANGANDJI DIMANDJA, *Essentiel de la géopolitique,* 2017.
Beaujolais BOFOYA KOMBA, *Mathématiques pour économistes, Cours et exercices résolus,* 2017.
Marie-Thérèse KENGE NGOMBA TSHILOMBAYI, *Droit civil, Les obligations,* 2017 ;
Rémy MUSUNGAYI BAMPALE, *Les associations pré-politiques dans la ville de Luluabourg (Kananga) avant 1960, Cas de l'association Lulua-Frères, Nouvelle édition*, 2017
Georges MUYAYABANTU MUPALA, *La culture du maïs sur les oxisols en République Démocratique du Congo*, 2017.
José-Marie TASOKI MANZELE, *Procédure pénale congolaise*, 2016.
Dieudonné MIRIMO MULONGO, *Comment briser le plafond de verre pour les femmes candidates aux élections en RD Congo*, 2016.
Jean-Louis ESAMBO KANGASHE, *Le droit congolais des marchés publics,* 2016.
Marcel WETSH'OKONDA KOSO, *La protection des droits de l'Homme par le juge constitutionnel congolais, Analyse critique et jurisprudence (2003-2013),* 2016.
Richard LUKUNDA VAKALA-MFUMU, *Le développement intégré de l'Afrique par les bassins fluviaux, Cas des bassins du Congo et du Nil,* 2016.
Hubert MUKENDI MPINGA, *Pauvreté et résilience des enfants dans les mines de diamants (Kasaï-Oriental)*, 2016.

Hubert MUKENDI MPINGA

Éléments de psychologie médicale

L'Harmattan

5-7, rue de l'Ecole-Polytechnique, 75005 Paris

www.editions-harmattan.fr

ISBN : 978-2-343-13958-6
EAN : 9782343139586

Préface

C'est avec un réel et triple plaisir que j'ai accueilli la demande du professeur Mukendi Mpinga Hubert de préfacer son ouvrage qu'il a intitulé « Éléments de psychologie médicale ». D'abord parce qu'il y a environ cinq ans j'assure le cours de psychologie médicale à l'université de Mbujimayi, République Démocratique du Congo ; et qu'à ce titre, je suis bien placé pour présenter cet ouvrage aux lecteurs. Ensuite parce que l'auteur, par la publication de ce livre, a démontré une fois de plus qu'il recèle en lui un potentiel énorme de travail scientifique au service de la science et de ses étudiants. Enfin parce que l'auteur porte, une fois de plus, son choix sur ma personne après m'avoir choisi plusieurs années auparavant, comme promoteur de sa thèse de doctorat dont je garde encore en mémoire sa brillante prestation lors de sa défense publique.

En effet, enseigner un cours dans un milieu universitaire est une chose, savoir construire le contenu d'un cours en l'inscrivant dans la logique d'un curriculum d'études, des objectifs institutionnels globaux, en le structurant selon le principe de la cohérence interne en est une autre.

[2]Le mérite du professeur Mukendi Mpinga H. c'est d'avoir rassemblé des documents appropriés et d'avoir élaboré une synthèse des notions importantes, dont les étudiants en médecine, en sciences infirmières et en d'autres spécialités paramédicales, ainsi que les professionnels de santé, etc. peuvent se servir. Sa sélection

et sa structuration de la matière présentent un caractère plus ou moins original dans la mesure où il ne s'est inspiré que des objectifs pédagogiques et institutionnels ainsi que des ouvrages qui ont fait autorité en la matière et non des syllabus ou notes enseignées par d'autres professeurs au pays pour confectionner cet outil pédagogique.

Comme son intitulé l'indique, la psychologie médicale est une psychologie de l'homme en situation concrète d'interaction caractérisée par la demande de soins de la part d'un individu malade, diminué, brisé, voire traumatisé. Il est logique que cet ouvrage consacre un chapitre au malade et à sa maladie ; un autre au médecin et à sa médecine ; un autre encore à la relation soignant-soigné et à ses caractéristiques, à la nécessité de la communication médicale avec ses transferts et contre-transferts ainsi qu'à la manière dont cette relation est structurée ; un autre enfin aux aménagements de la relation au sein des équipes soignantes ainsi qu'à l'environnement hospitalier lui-même.

Ces quatre chapitres sont précédés des trois autres tout aussi importants en raison du rôle qu'ils jouent dans l'initiation des nouveaux étudiants aux concepts de la psychologie en général et de la psychologie médicale en particulier. C'est l'objet de son premier chapitre. D'autre part, le médecin comme le malade ainsi que les personnes de leur entourage sont des êtres humains. Ils ont leur personnalité et leur caractère. Réussir une relation thérapeutique nécessite que le médecin qui l'organise comprenne comment se construit la personnalité d'un individu au contact avec son environnement, les principales catégories de comportements pathologiques, les différentes classifications des caractères en vue d'y adapter sa conduite… Nous travaillons, agissons avec notre personnalité et le personnel soignant est censé le savoir également, c'est ce qui justifie le deuxième chapitre intitulé « personnalité et caractère ». Pr H. Flavigny, préfaçant le manuel de psychologie médicale de ses collaborateurs écrivit : « il n'y a pas de maladie, d'atteinte physiologique, qui ne retentissent pas à un degré variable sur la psychologie du sujet et inversement ». Cette assertion fonde la légitimité de la psychologie médicale et a inspiré le professeur Mukendi Mpinga à insérer le troisième chapitre consacré aux notions de psychosomatique.

Je suis singulièrement heureux de recommander en lecture cet ouvrage qui constitue une véritable réponse à un besoin réel de documentation dans l'enseignement de cette matière en Afrique francophone. Connaissant particulièrement l'auteur, j'en appelle à tous les lecteurs et utilisateurs de bien vouloir lui adresser des observations, des questions et des remarques afin que la prochaine édition s'en trouve enrichie et réponde le mieux à vos préoccupations d'étudiants ou de professionnels tel qu'il le demande lui-même dans sa note de remerciements qu'il adresse aux lecteurs.

Jean Paul NKONGOLO MUKENDI
Professeur Ordinaire

Remerciements

Cet ouvrage, fruit d'une expérience d'un peu plus de 20 ans d'enseignement continu, se veut un outil de travail à la disposition des étudiants en médecine, en sciences infirmières, en techniques de laboratoire et en bien d'autres filières qui préparent les étudiants à la prise en charge des malades. Il se veut également être un document de travail à la disposition des professionnels du monde médical et paramédical ainsi que de ceux qui assurent cet enseignement au niveau supérieur et universitaire. Il n'a nullement l'ambition d'être complet, encore moins fini ; d'où son intitulé d'« éléments de psychologie médicale ». Il attend bénéficier des observations de ses utilisateurs en vue de son amélioration lors de sa prochaine édition.

L'idée d'écrire un livre sur la psychologie médicale m'a été inspirée par des appréciations de mes anciens maîtres dans les années quatre-vingt-dix lorsque prenant connaissance des notes que je proposais aux étudiants à l'époque, ils disaient « voici le vrai cours de psychologie médicale, mais les destinataires ne seraient », selon eux, « à mesure de mieux le comprendre ! » Raison pour laquelle ils préféraient mettre l'accent sur les notions de psychologie générale, quitte à leur parler dans un dernier chapitre de la relation soignant-soigné. Me sentant encouragé, je répliquais toujours « je fais de mon mieux pour leur faire comprendre ce qui leur semble difficile ».

Un ami, sociologue de formation ayant pris connaissance du texte polycopié mis à la disposition des étudiants dans les années deux mille, me suggère, indépendamment des deux maîtres précédents, d'étoffer au mieux ces notes et de les mettre à la disposition du grand public. Aujourd'hui, son vœu est accompli. De cette façon, les premiers et le dernier m'ont poussé à canaliser les énergies et à produire cette sélection. Qu'ils s'en trouvent ainsi vivement remerciés.

Sur cette liste de personnalités ayant favorisé la fécondation de cette idée figurent en bonne place les feus professeurs André Tshiani Kalantanda et Justin Vital Kabambi Ntanda (d'heureuse mémoire), le premier pour avoir accepté de me confier cet enseignement à la faculté de médecine où il était doyen et le second pour sa simplicité et son désir de me voir avancer en m'orientant vers le professeur Nkongolo Mukendi de l'université de Lubumbashi.

Dans pareilles circonstances, je me sens redevable à mon maître, le professeur Jean Paul Nkongolo Mukendi de l'université de Lubumbashi, en République Démocratique du Congo, qui a bien voulu accepter de lire le manuscrit de cet ouvrage et de le préfacer.

Je m'en voudrais de ne pas citer nommément le professeur Benjamin Mulamba Mbuyi wa Kadima, Secrétaire Général Académique de l'Université officielle de Mbujimayi pour ses infatigables coups de pouce : « où en es-tu avec ton ouvrage » ? Qu'il s'en trouve vivement remercié.

C'est enfin l'occasion de remercier madame Jacqueline Mbuyi Muteba, ma chère et tendre épouse qui, par ses vieux réflexes d'épouse d'un étudiant marié que j'étais, n'a cessé de me rappeler à poursuivre l'effort. Elle a bien montré qu'elle a pris goût à me voir signer un nouvel ouvrage sous ce titre.

Mes remerciements s'adressent également aux étudiants des facultés de médecine et des instituts supérieurs des techniques médicales du Kasaï oriental qui, par leurs réactions m'ont assuré que le produit était bon et consommable.

Hubert MUKENDI MPINGA
Professeur Associé

Introduction

La réflexion sur la psychologie médicale pose le problème de la relation entre psyché et soma. Cette relation et le débat qui en résulte tirent leurs ressources dans une vieille querelle philosophique, celle qui a opposé les matérialistes et les spiritualistes sur la nature de l'être.

En effet, pour les philosophes matérialistes, *toute réalité* - que ce soit des objets, des êtres vivants ou des événements- est faite de matière, elle a pour cause des processus physiques, et parfois même se réduit à de tels processus. Cette doctrine subordonne l'esprit humain à une base physiologique, celle de l'activité des neurones. En d'autres termes, les philosophes matérialistes postulent que les objets matériels existent vraiment, que la réalité objective existe aussi et qu'elle est perceptible par les sens. S'agissant de la nature de l'homme, les matérialistes soutiennent l'homme de l'anatomiste et du physiologiste. Ils voient le corps de l'homme, donc l'homme existe aussi bien pour eux que pour leurs collègues.

Par contre, le *spiritualisme* peut se définir comme une doctrine selon laquelle l'esprit constitue la substance de toute réalité. C'est un vaste mouvement de pensée que l'on a trouvé chez Leibniz et chez Bergson. Il s'oppose donc au matérialisme. La doctrine spiritualiste postule l'existence d'une réalité immatérielle, donc non perceptible par les sens de l'homme. Les concepts couramment rencontrés sont : l'esprit, l'idée, l'essence, la divinité, l'âme, la volonté. Le monde a été créé par Dieu et il est le résultat de sa volonté. Et c'est Dieu qui a créé l'essence de l'homme. C'est ici qu'il faut situer le propos du maître lorsqu'il déclara: « c'est l'esprit qui vivifie, la chair ne sert de rien. »

Les platoniciens étaient des spiritualistes. Pour eux, les objets matériels ne sont que des copies d'idées transcendantes. Pour Platon lui-même, « l'homme sait qu'il est trompé par ses sens, et que ce qu'il voit n'est qu'un reflet de la réalité, reflet construit par son esprit lorsque celui-ci se représente cette réalité ». Les philosophes spiritualistes soutiennent la suprématie de l'esprit sur la matière. Dans son livre Science et Santé, Mary Baker Eddy (1875…, 2014 : 170) écrit sans transiger « *la description de l'homme comme purement physique, ou à la fois matériel et spirituel – mais dépendant dans l'un ou l'autre cas de son organisme physique – c'est la boîte de Pandore d'où sont sortis tous les maux, surtout le désespoir.* » Sans nul doute, ce propos est hautement spiritualiste.

Enfin, viennent tenter de concilier les deux courants antagonistes les philosophes dualistes dont René Descartes, pour qui, l'homme est un être constitué de deux éléments : le corps (soma) et l'esprit (psyché) ; et que les deux éléments s'influencent réciproquement. Vraisemblablement, maintes théories sur la psychosomatique et la psychologie médicale tirent leur légitimité de cette philosophie dualiste de la nature de l'homme. Les développements ultérieurs nous permettront d'illustrer ces implications.

C'est dans ce contexte précis que ces éléments de psychologie médicale s'avèrent particulièrement nécessaires parce qu' ils permettent de rappeler à tous ceux qui s'intéressent à l'homme malade, brisé, traumatisé, diminué, handicapé ; aux médecins (généralistes ou spécialistes), infirmiers, soignants, techniciens paramédicaux, assistants sociaux, psychologues, éducateurs, etc., que l'homme n'est pas seulement, comme on peut l'imaginer, un agrégat d'organes ou de systèmes que les examens de laboratoire ne permettent pas de découvrir dans toute sa globalité. Ils permettent de démontrer que tout être humain est un cas concret et particulier et qu'il n'est pas réaliste de séparer ses aspects biologiques (organiques), psychologiques (mentaux) et sociaux (relationnels) qui le fondent en tant qu'un être humain singulier. Il s'ensuit selon cette conception holistique que toute maladie ou toute atteinte physiologique, retentit toujours, ne fut-ce qu'à un degré variable sur le psychisme de l'individu et vice versa.

La relation médicale doit donc connaître le rôle du fonctionnement mental, la psyché, comme elle doit maîtriser celui de l'environnement ainsi que celui de l'équipe soignante. La psychologie médicale étant une discipline relativement jeune (son introduction dans le curriculum des études médicales ne remonte qu'au début des années soixante), l'on peut se demander si la psychologie médicale a une place dans le cadre d'une médecine scientifique ? Nous retrouvons à travers cette question l'opposition entre une médecine de la maladie, centrée sur l'organe malade, et une médecine plus globale, centrée sur l'homme malade et dont la maladie extériorise un déséquilibre qui affecte toute la personnalité de l'individu.

Sur le terrain, la naissance de la médecine scientifique au XIXe siècle devait s'assurer, du moins dans les faits, sinon dans tous les esprits, le triomphe de la médecine d'organes, de la médecine de la maladie. S'appuyant sur une base méthodologique sûre, provenant des sciences biologiques, et physico-chimiques, la clinique médicale devait prendre son essor à partir de la méthode anatomo-clinique (…) et de l'expérimentation (Ph. Jeammet et al.).

Dans ces conditions, on peut se poser la question de la légitimité de la psychologie médicale. En d'autres termes, que peut apporter la psychologie face à de tels succès ? Ou encore dispose-t-elle d'un objet et des méthodes spécifiques susceptibles d'intéresser les soignants et d'apporter un soulagement aux malades ?

Le débat des sciences ayant abouti à la légitimation de la psychologie médicale comme science autonome a donc reposé sur deux ordres de faits qui se sont conjugués, à savoir : le développement de la psychologie scientifique et les limites de la médecine d'organes. Philippe Jeammet et al, rendent mieux ces deux faits comme suit :

a) « Les progrès réalisés par les sciences psychologiques et les découvertes qui en ont découlé » ont servi de base à une reconsidération des positions tranchées. « Les méthodes d'études se sont diversifiées et ont permis de dépasser les considérations spéculatives pour conduire à des applications pratiques ».
b) « Les succès mêmes de la médecine d'organes et de la méthode anatomo-clinique qui ont permis de percevoir les limites de cette approche et ainsi de mieux cerner la place occupée par les autres facteurs : génétiques, socio-économiques, environnementaux et plus particulièrement psychologique, c'est-à-dire interrelationnels », dans le déclenchement d'une maladie, le diagnostic et dans les choix thérapeutiques.

Chapitre premier
Notions préliminaires

Objectifs pédagogiques

Au terme de ce chapitre, l'étudiant qui l'aura suivi avec profit sera capable de :

- Circonscrire l'objet de la psychologie et de la psychologie médicale ;
- Citer et expliquer les méthodes en psychologie ;
- Situer le contexte de l'emploi de chacune d'elles ;
- Expliquer certains concepts clés utilisés en psychologie permettant au lecteur d'avoir la même compréhension de l'ensemble de l'exposé.

Contenu sommaire des matières

1. Objet de la psychologie et de la psychologie médicale
2. Méthodes en psychologie

- Les méthodes dites expérimentales
- Les méthodes dites cliniques

3. Quelques concepts clés utilisés en psychologie et en psychologie médicale.

- Le comportement
- La conduite
- Le fantasme
- La pulsion

- L'identification
- Les mécanismes de défense du Moi
- Les instances de la personnalité
- L'agressivité
- Le narcissisme
- L'euthanasie
- La dynamique des groupes.

1.1. Objet de la psychologie et de la psychologie médicale

1.1.1. Objet de la psychologie

Étymologiquement, le terme « psychologie » vient du grec : *psukhê* qui veut dire âme et *logos* qui signifie science ou traité. Elle traitait des questions diverses relatives aux sentiments, aux passions, etc., et ne pouvait se distinguer de la philosophie et de la métaphysique dont elle faisait du reste partie. C'est seulement à la deuxième moitié du XIXe Siècle, à la suite de l'introduction de l'expérimentation en psychologie (et plus précisément de la création des premiers laboratoires de psychologie expérimentale qu'elle prendra son autonomie pour devenir une « étude scientifique des faits psychiques ».

Plus tard, le débat introduit par le courant *behavioriste,* avec son souci d'objectivité, a amené les psychologues contemporains à se démarquer du concept « psychique » à connotation religieuse lui préférant celui de comportement.

L'objet de la psychologie est donc le comportement (activités des organismes) humain pris dans sa totalité dynamique en rapport avec le milieu bio-social.

Ainsi définie, la psychologie s'intéresse aux comportements objectivement observables tels que les gestes, la parole, les mimiques, les mouvements, le travail, la communication verbale ou non verbale, etc. ; elle s'intéresse également aux processus psychiques conscients (et dans certains cas même aux processus psychiques inconscients) tels que la sensation et la perception, la mémoire, la motivation des conduites, l'imagination et la créativité, les conduites intellectuelles, etc.

L'homme vivant en société, développe d'autres comportements dus au fait de ses relations avec son entourage, il a par exemple des attitudes à l'égard d'un objet déterminé, d'un phénomène donné ou d'une personne donnée ; il entre en conflit avec d'autres individus ; il occupe un statut social qui commande certains rôles à jouer. Tous ces phénomènes, associés à ceux de la sphère affective intéressent au plus haut niveau la psychologie.

1.1.2. Objet de la psychologie médicale

En ce qui concerne la psychologie médicale, il s'agit toujours de l'étude du comportement, mais du comportement de l'homme en situation. Il s'agit ici de la situation médicale. Cette situation étant un modèle type de situation concrète d'interaction, son objet est à première vue facile à repérer. Ph. Jeammet et all. (1993 : 28) le circonscrivent nettement : « le malade et sa maladie d'un côté, la fonction soignante de l'autre ».

Lorsque l'on cherche à cerner les deux pôles de la relation malade-médecin, l'on se trouve confronté à un ensemble de problèmes psychologiques liés au vécu de chacun (son histoire, ses affects, ses mécanismes de défense, ses aptitudes, ses connaissances, ses attitudes et ses croyances en rapport avec la maladie,la santé, le médecin, la médecine). Cette relation n'est pas mécanique. Elle est *chargée*. Les représentations culturelles que le malade se fait de sa maladie et de la santé, du médecin et de ses rôles - si elles sont partagées entre les deux pôles de la relation ainsi que par l'entourage du malade – influencent de manière significative son déroulement. C'est pour cette raison que nous formulons l'objet de la psychologie médicale en tenant compte de cette dimension environnementale.

Ainsi donc, la psychologie médicale a pour objet le malade et sa maladie d'un côté, la fonction soignante de l'autre, les relations qui s'établissent entre les deux pôles, le tout inscrit dans un environnement déterminé.

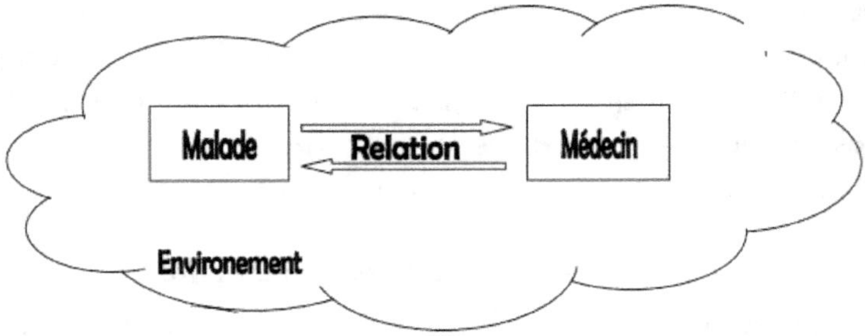

Schéma n° 1

Il semble se dégager de ce schéma que l'objet spécifique de la psychologie réside dans la communication elle-même : la nature de son message, les comportements et les attitudes mentales qui la sous-tendent et la charge affective qu'elle véhicule. La psychologie médicale est donc pour Jeammet Ph. et all. (1993 : 31) l'étude la plus scientifique possible des données psychologiques mises en jeu par la création d'une situation relationnelle liée à la demande de soins médicaux.

Tout soignant est ainsi impliqué dans une relation avec chaque soigné qui le questionne au niveau de sa personnalité (nous y reviendrons lorsque nous aborderons les questions relatives au transfert et à la fonction apostolique du médecin). La personnalité intervient donc dans les facteurs thérapeutiques. La maladie n'est pas radicalement étrangère à la personne de l'individu malade. Dans certains cas, on n'est pas surpris de constater ce que Jeammet Ph. et all. appellent « complicité » entre le malade et sa maladie. Il n'est pas rare d'entendre un malade déclarer « *nous les hypertendus* », « *vous savez, nous les gastriques* »avec un ton qui frise une certaine satisfaction d'être distingué des autres par son état. A l'inverse, un autre malade ne désire pas s'entendre dire qu'il est malade de peur que cela ne l'enfonce dans cet état indésirable. Nous voyons donc là que c'est l'homme en situation, dans son milieu et avec sa personnalité que le personnel soignant doit prendre en compte dans sa démarche diagnostique, pronostique et thérapeutique.

1.2. Les méthodes d'étude de la personnalité

Eu égard à l'immense diversité des situations humaines et de la multiplicité des domaines de la psychologie, nous nous abstiendrons de soulever les problèmes épistémologiques posés par les méthodes en psychologie. Nous n'aborderons pas non plus la question de méthodes sous l'angle des bases anatomiques et physiologiques du comportement qui intéressent directement la biologie, la physiologie et la neurologie. Nous ne sélectionnerons pas, enfin, les méthodes en référence aux fonctions supérieures telles que la fonction perceptive et praxique, la mémoire, l'intelligence, la créativité, etc. Notre choix repose essentiellement sur les caractéristiques de la situation médicale qui apparaît à notre sens comme une situation particulière d'interrelation, impliquant des facteurs psycho-dynamiques pouvant intervenir dans ce type de situations.

Ainsi donc, les principales méthodes d'étude de la personnalité que nous avons retenues peuvent se ranger en deux grandes catégories :

- L'approche expérimentale avec la méthode expérimentale proprement dite, la méthode comportementaliste (l'extrospection) et la méthode des tests.

• L'approche clinique comprenant la méthode clinique elle-même, la méthode d'étude des cas et l'approche psychanalytique.

1.2.1. L'approche expérimentale

A. La méthode expérimentale proprement dite

C'est le recours à la méthode expérimentale qui a rapproché la psychologie des autres sciences ou des autres domaines, dans la mesure où leur étude et les lois qui en découlent obéissent aux principes de Claude Bernard :

- formulation d'une hypothèse ;
- vérification de cette hypothèse à l'aide d'un dispositif expérimental permettant d'observer et de reproduire les faits ;
- généralisation ou élaboration des lois générales si les faits (ou la relation étudiée) se confirment à l'issue d'une ou de plusieurs expériences répétées.

La méthode expérimentale s'est beaucoup développée depuis la seconde moitié du XIXe Siècle à la suite des travaux des physiciens et des physiologistes sur les sensations et les perceptions, donnant ainsi naissance à une importante masse de faits expérimentaux. La loi de Weber (publiée dans son ouvrage de 1834 intitulé *De Tactu*) selon laquelle « la sensation est proportionnelle au logarithme de l'intensité de l'excitation ou du stimulus » en est une illustration. Les travaux de Weber ont été confirmés et élevés au rang de méthode par Fechner en 1860.

Dans la méthode expérimentale, on met les sujets dans des conditions propres à déclencher le comportement que l'on veut observer. A son sens strict, la méthode expérimentale n'utilise que des variations « provoquées » des conditions expérimentales. Maurice Reuchlin (2000) précise à ce sujet que c'est l'expérimentateur qui modifie, à son gré, la condition dans laquelle il place les sujets et dont l'hypothèse permet d'attendre qu'elle joue le rôle de cause (variable indépendante). Il observe les modifications sur le comportement étudié. Si ce dernier varie avec la variation de la variable indépendante, il constitue la variable dépendante.

A son sens plus large, la méthode expérimentale ne manipule pas toujours des variations provoquées comme variables indépendantes. Il arrive que l'expérimentateur cherche à contrôler l'influence des variables telles que l'âge, le sexe, le niveau d'études, l'origine socio-économique des sujets sur un phénomène donné. C'est ce qui arrive lorsqu'on veut comparer des groupes des sujets différents selon l'âge, le sexe, etc. Aux variations « provoquées » se substituent alors les variations « invoquées » qui sont ici le sexe, l'âge, le niveau intellectuel…

Des deux types de variables indépendantes (provoquées et invoquées), seules les variables issues des variations provoquées peuvent être interprétées de façon beaucoup plus rigoureuse comme causes des variations observées de la variable dépendante.

Notons en passant que la méthode expérimentale ne prend pas en compte les cas particuliers au profit de la généralisation. Pourtant en psychologie médicale, au-delà des régularités qu'on peut observer, un malade est un cas particulier de même que la situation de la relation soignant-soigné.

B. Les méthodes comportementalistes (behavioristes) : extrospection

Ph. Jeammet et all. (1993) les considèrent comme proches des préoccupations médicales. Et la synthèse qu'ils ont réalisée au sujet de ces méthodes en résume de façon plus ou moins complète la substance. En effet, les travaux sur les réflexes conditionnés du russe Pavlov

(1884-1936) et ceux de l'américain Watson (1878-1958) constituent l'acte de naissance de ces méthodes. L'optique de ces travaux est résolument scientiste, car, elle vise à réduire la vie psychique à ce qui est objectivable pour tout observateur extérieur et susceptible de répondre aux critères des sciences expérimentales pris comme seul modèle de référence.

C'est ainsi que dans son manifeste de 1913, Watson proclame l'échec et l'impossibilité d'une psychologie des faits de conscience qui enferme l'expérimentateur dans ses interprétations subjectives. Pour Watson, seul le comportement observable peut constituer un objet d'étude scientifique.

La psychologie devient donc « l'étude des réactions objectivement observables qu'un organisme exécute en réponse aux *stimuli,* eux aussi objectivement observables venant du milieu. Elle repose donc sur l'étude des *stimuli* et des réponses entre lesquels s'interpose l'organisme, cette « boîte noire » dont l'étude intéresse le biologiste ou le chimiste, mais sûrement pas le psychologue. Celui-ci n'y plaçant que des explications du type mentaliste : conscience, pensée, sentiment… qu'il faut éliminer. Le but de la psychologie est de décrire les lois qui relient les réponses de l'organisme en situation aux stimuli, en construisant au besoin des modèles, de préférence, mathématiques.

De par la définition de la psychologie donnée par Watson, il nous revient de réduire l'objet de la psychologie au schéma S→R, schéma dans lequel :

* S=Stimulus (assimilable à la variable indépendante de la méthode expérimentale) et
* R=Réponse (assimilable à la variable dépendante de la méthode expérimentale) et
* la flèche orientée → illustre la relation de détermination entre S et R. Considérée sous cet

angle, les méthodes comportementalistes peuvent être assimilées à la méthode « expérimentale ».

Mais avec le temps, les méthodes d'étude du comportement et du conditionnement se sont complexifiées, perdant leur caractère simpliste du début. Elles sont devenues des méthodes d'étude de l'apprentissage, sortant du laboratoire et de l'observation de l'animal, pour prendre l'homme en situation concrète comme objet d'étude : observation d'enfants, des conditions d'apprentissage, de comportements pathologiques. L'accent n'est plus mis sur la relation stimulus – réponse, mais bien plus sur ce qui est susceptible de la renforcer : *conditionnement opérant de Skinner.*

Les travaux de B.F. Skinner et de ses continuateurs sur le conditionnement opérant ont conduit ces derniers à élaborer des programmes de renforcement de comportement ayant pour but d'appliquer cette notion à des domaines plus variés tels que celui de l'apprentissage ou le désapprentissage de nouveaux schèmes comportementaux, de la thérapie des comportements, etc. Les terrains d'application sont nombreux et continuent à s'élargir. Nous pouvons citer entre autres le traitement de l'énurésie, la lutte contre l'alcoolisme, le tabagisme, la consommation des drogues, le contrôle de la sexualité…

C. La méthode des tests

On peut rattacher à la psychologie expérimentale la méthode des tests ou psychométrie, bien que ses sources soient diverses. Mais la psychométrie étant l'ensemble des procédés aboutissant à une description quantitative des faits psychologiques (P. Pichot), on comprend que cette méthode soit liée à la psychologie expérimentale

Le terme test a été proposé pour la première fois par le psychologue américain Cattell (1890). Henri Piéron définit le test comme suit : « on appelle test mental une situation expérimentale standardisée, servant de stimulus à un comportement. Ce comportement est évalué par une comparaison statistique avec celui d'autres individus placés dans la même situation, permettant ainsi de classer le sujet examiné soit quantitativement, soit typologiquement (P. Pichot et J. Delay, 1974). Ces auteurs précisent également que la mesure en psychologie, notamment dans les tests, n'est pas une mesure additionnelle comme le sont les unités de poids et de longueur, mais un repérage sur une échelle, comme pour la température. L'échelle est elle-même constituée par l'analyse des résultats d'un groupe d'individus de référence qu'on appelle étalon.

Les progrès de la statistique ont facilité cet étalonnage et ont abouti, grâce à l'évolution des mathématiques et en particulier de l'analyse factorielle, à des découvertes théoriques dépassant les objectifs à visée pratique de départ.

Il existe une grande multitude de tests. Nous pouvons les regrouper ici en deux grandes catégories :

- *Les tests d'efficience*

Il s'agit des épreuves destinées à mesurer le niveau d'intelligence globale qu'on appelle couramment les *tests d'intelligence* et des *tests d'aptitudes* qui permettent d'apprécier la présence de telle ou telle aptitude particulière et éventuellement le degré de saturation de cette aptitude chez l'individu.

Il existe des tests d'efficience pour les enfants (test d'Alfred Binet et Simon, le Wechsler Intelligence Scale Test for Children (WISC), test de Gesell, etc.) et pour les adultes (WAIS, tests d'aptitudes, etc.).

Notons en passant que les réponses aux tests d'efficience donnent lieu à des mesures traduisibles en notes chiffrées conduisant naturellement à des

appréciations du genre bonne ou mauvaise réponse, échec ou réussite à l'épreuve, fort ou faible.

- *Les tests de personnalité*

Les tests de personnalité ont pour objectif d'explorer essentiellement les aspects affectifs et les traits de personnalité de l'individu. Contrairement aux tests d'efficience, il n'est plus question d'échec ou de réussite, de bonne ou de mauvaise réponse. Ici, toute réponse donnée au test est appréciée en terme de validité c'est-à-dire dans la mesure où elle reflète la personnalité du sujet.

On cite généralement dans cette catégorie le MMPI (Inventaire Multiphasique de Minnesota) et les tests projectifs tels que le *test de Rorschach* du nom d'Herman Rorschach, son auteur et celui de T.A.T. (Thematic Aperception Test) de Murray.

La méthode des tests a suscité en psychologie une controverse. Les luttes des classes sociales, les considérations raciales ont conduit certaines personnes à une utilisation abusive des résultats aux tests à des fins idéologiques ou tout simplement passionnelles et donc non scientifiques. C'est ce qui a amené beaucoup de chercheurs dans ce domaine à insister sur la relativité des résultats aux tests. Ceux-ci dépendent étroitement des choix qui ont prévalu lors de la sélection du matériel du test. Lorsque l'on veut interpréter les résultats à un test, il faudra donc tenir compte :

- Du contexte dans lequel s'inscrit la demande de test. Tout psychologue devra s'assurer que les résultats aux tests ne sont demandés pour démontrer l'infériorité ou la supériorité d'un groupe social sur un autre, encore moins pour écarter un individu au profit d'un autre en s'appuyant sur une pseudo-objectivité.
- De l'état affectif du sujet qui influencera souvent les résultats. A ce sujet, notons que le comportement et

l'attitude du sujet pendant la passation du test peuvent être aussi révélateurs que les résultats eux-mêmes.

- Du fait que le test peut permettre d'aménager l'avenir d'un individu ou d'un poste de travail, mais non de l'enfermer par une conclusion fatale absolue ou par un pronostic déprimant considéré par le sujet comme un verdict définitif dont on ne peut se défaire.

L'utilisation de la méthode des tests est donc le fait du psychologue, car il en a reçu une formation théorique suffisante et un entraînement approprié à la technique.

1.2.2. L'approche clinique

Cette approche comprend la méthode clinique proprement dite, la méthode d'étude des cas ainsi que la psychanalyse.

A. Méthode clinique

Étymologiquement, clinique signifie « qui concerne le malade au lit », ou bien, « qui se fait au chevet du malade ». La méthode clinique repose sur une conception théorique qui postule que la personnalité d'un individu est une organisation globale qui ne peut être réduite à la mesure des éléments qui la composent.

Sous cette appellation de « méthode clinique », on range des démarches variées ayant toutefois en commun :

- *De s'appliquer à des situations concrètes* concernant les individus dont on cherche à comprendre le comportement, à en découvrir le sens pour ces individus donnés, beaucoup plus qu'on ne cherchera à établir des lois générales comme c'est le cas dans la démarche expérimentale.
- *D'envisager l'individu dans sa totalité* qui est faite aussi bien de son histoire, de son passé, que de sa situation présente, unissant ainsi l'ensemble des

éléments de la situation actuelle et leurs liens entre eux (point de vue synchronique) et la succession de ces éléments dans le temps (point de vue diachronique) (Ph. Jeammet et al., 1996).

Pour Daniel Lagache, la méthode clinique consiste à « envisager la conduite dans sa perspective propre, relever aussi fidèlement que possible les manières d'être et de réagir d'un individu concret et complet aux prises avec une situation, chercher à en établir le sens, la structure et la genèse, déceler les conflits qui le motivent, et les démarches qui tendent à résoudre ces conflits, te est en résumé le programme de la psychologie clinique » ou de la méthode clinique en psychologie.(Ph. Jeammet et al., 1996 ; M Reuchlin, 2000).

M. Reuchlin cité par Rémy Droz et M. Richelle (1985) définit la méthode clinique comme « l'étude approfondie d'individus particuliers dont l'individualité est reconnue et respectée (et) qui sont considérés en situation et en évolution ». Il ressort de cette définition que le terme « clinique » évoque d'une part une observation prolongée et approfondie de l'individu, du cas aux prises avec une situation donnée, et d'autre part, une compréhension psychologique des manières d'être, passées et présentes du sujet.

J. Piaget a, pour sa part, défini la méthode clinique selon la conception qui lui appartient en propre, comme « une méthode qui consiste à étudier de façon en principe approfondie, des sujets individuels, par des techniques d'investigation, pouvant être ou non normalisées, et ne faisant pas nécessairement usage d'élaborations statistiques. (M Reuchlin, 1985).

Comme nous venons de le stigmatiser, à l'opposé de l'expérimentaliste qui crée une situation et en contrôle artificiellement tous les facteurs en en variant qu'un seul facteur à la fois, de manière à en étudier les variations relatives des réponses, le clinicien ne peut ni créer, ni surtout contrôler la situation, mais s'efforce d'y parer en replaçant les facteurs qui l'intéressent dans l'ensemble de ces conditions. D'où le clinicien penche naturellement en faveur de la recherche d'une exploration exhaustive.

B. Méthode d'étude des cas

La méthode d'étude des cas est une description et une analyse approfondie d'un individu considéré comme un cas particulier. Elle utilise généralement les données qualitatives, mais cela n'est pas toujours le cas.

Les sources des données sont nombreuses lorsqu'on utilise la méthode d'étude des cas : l'observation naturaliste, les interviews et les tests psychologiques (J.J.Shaughnessy et Cie, 2003).

Selon J.W. Santrock (2000), « une étude de cas est un regard approfondi sur un individu pris comme un cas particulier ; cette méthode est essentiellement utilisée par les psychologues cliniciens ».

Par ailleurs, A.L. Weber (1991) considère que « les études des cas sont des recherches fouillées des situations, des incidences ou individus spécifiques. Les psychologues cliniciens utilisent souvent cette méthode pour approfondir leur compréhension des cas particuliers.

D.C. Miller (1983) pour sa part définit la méthode d'étude des cas comme étant « une analyse intensive des phénomènes singuliers sous étude. Le chercheur interroge les individus ou étudie l'histoire de vie des personnes pour obtenir des connaissances sur leurs comportements ».

Le recours à cette méthode permet de :

- Étudier des phénomènes rares et développer de nouvelles idées et hypothèses ;
- Vérifier les théories scientifiques à partir de cas particuliers ;
- Compléter et enrichir les études de groupes ou remettre en cause certaines conclusions tirées à

partir des études fondées sur des méthodes de grands groupes (H. Mukendi Mpinga, 2016).

C. La psychanalyse

La psychanalyse est à la fois une méthode thérapeutique c'est-à-dire de traitement psychologique, un ensemble de techniques d'exploration et d'investigation de l'inconscient et une théorie de la personnalité. Sigmund Freud (1856-1939), considéré comme son fondateur la définit comme : « - un procédé pour l'investigation des processus mentaux à peu près inaccessibles autrement ;

- Une méthode fondée sur cette investigation pour le traitement des désordres névrotiques ;
- Une série de conceptions psychologiques acquises par ce moyen et qui s'accroissent ensemble pour former progressivement une nouvelle discipline scientifique. C'est donc par rapport à chacun de ces trois aspects que nous résumons l'essentiel de la méthode. » (Ph. Jeammet et al., 2006).

Dans l'optique d'une théorie de la personnalité, Freud a élaboré plusieurs théories parmi lesquelles celle relative au fonctionnement du psychisme et selon laquelle les pulsions refoulées continuent à exister dans l'inconscient et tendent à se réaliser dans le comportement sous des masques divers pour échapper à la censure.

Toujours du point de vue théorique, la psychanalyse freudienne accorde beaucoup d'importance à l'expérience vécue par l'individu dans son enfance. Elle accorde également une place prépondérante à la sexualité, à ses investissements et ses avatars ; ceci lui a valu des critiques acerbes à la fin du XIXe Siècle, caractérisée par le puritanisme avec ce qu'il comportait d'allergie à l'égard de thème relatif à la sexualité.

Dans le même ordre d'idées, Freud décrit l'homme comme un système d'énergie, un appareil psychique qui se développe progressivement et dans lequel une quantité d'énergie constante qu'il a appelée « *libido* » circule, se décharge et s'exprime dans des comportements dont le but est la réduction des tensions. Cette réduction de tension s'accompagne généralement de plaisir (H. Harel-Biraud, 2007). Pour se décharger, le besoin (de nourriture ou de sexualité) doit trouver un objet adéquat. L'objet peut alors être une chose, une personne réelle ou imaginaire ou le Moi. Dans le dernier cas, on parle du *narcissisme*, concept dérivé du Nom de Narcisse, ce beau personnage de la légende grecque qui découvrit son visage dans une source d'eau, se mit à s'aimer jusqu'à s'embrasser et à mourir par noyade.

Tout en faisant la différence entre sexualité et génitalité, Freud considère que le développement psychosexuel de l'enfant se divise en trois périodes : la première allant de la naissance à 5, voire 6 ans, comprend *les stades oral, anal et phallique* ; la deuxième dite de *latence* au cours de laquelle l'évolution sexuelle connaît un arrêt ou entre en veilleuse et la troisième période qui correspond au *stade génital* qui commence avec la puberté et où la sexualité atteint sa forme adulte.

Chacun de ces stades se caractérise par un enracinement biologique liée à une zone érogène (qui procure du plaisir) et à un certain mode de relation avec la réalité (H.Harel Biraud).

Au stade oral qui couvre la première année de vie, le psychisme de l'enfant s'organise autour de la bouche. Les activités sensorielles et motrices ont pour but essentiel l'incorporation orale et se structurent pour cela autour de « prendre » et « garder », mais en bouche.

Le *stade anal* quant à lui s'étend sur la deuxième et la troisième année. L'anus est la zone érogène principale. L'enfant éprouve un double plaisir : celui de retenir ses matières fécales le plus longtemps possible et celui de les évacuer, les deux provoquent une excitation de la muqueuse anale. L'ambivalence suscitée par le désir de « garder » et de « donner » est souvent utilisée pour expliquer l'avarice, la générosité, la perte ou le sentiment de perte... Il en est de même du contrôle des sphincters et son implication dans la maîtrise de soi, de la propreté et ses conséquences tels que la minutie, le scrupule, la méticulosité, etc.

Le *stade phallique* se situe entre 3 et 5 ans. Les organes génitaux deviennent la zone érogène dominante. Le plaisir se ressent en manipulant les organes génitaux. La manière dont les parents et les éducateurs accueilleront les expériences de l'enfant au stade phallique déterminera dans une large mesure la manière dont l'enfant vivra sa sexualité à l'adolescence et à l'âge adulte.

La *période de latence,* l'entrée de l'enfant dans cette phase marque un temps d'arrêt dans le développement de la libido. Le début de la période de latence correspond à l'entrée à l'école primaire e et se caractérise par une socialisation croissante (beaucoup d'enfants dans la même classe qui ne sont pas les frères et sœurs qu'il a laissés à la maison et avec qui il doit vivre ; un é*ducateur* autre que son père ou sa mère qu'il faut écouter et à qui il doit obéir). Les activités d'apprentissage meublent une partie importante de son temps. Voilà pourquoi l'enfant oublie les événements et les désirs de sa vie antérieure. Il désexualise ses relations, sublime ses désirs, acquiert progressivement l'autonomie, développe son Moi et commence à avoir une bonne perception de son identité.

En tant que méthode d'exploration de l'inconscient, la psychanalyse repose sur le principe suivant : « les phénomènes conscients ne représentent qu'une faible partie de l'ensemble de la vie psychique. La psychologie doit la nature des phénomènes inconscients dont l'influence sur le comportement humain est plus grande que celle des phénomènes conscients. » les méthodes psychanalytiques sont donc celles qui, tant bien que mal, tentent d'explorer l'inconscient.

Comme les processus qui relèvent de l'inconscient ne peuvent s'étudier ni par l'introspection, ni par l'observation behavioriste, la psychanalyse se sert d'indices comme les rêves (l'analyse des rêves), les associations libres, l'analyse des actes manqués pour clarifier la structure de l'inconscient.

En tant que méthode thérapeutique, la psychanalyse de Freud, sous l'influence de Charcot (le célèbre neurologue français, alors directeur de la Salpêtrière), a eu recours à l'hypnose et aux suggestions post-hypnotiques pour déceler les conflits inconscients à la base de l'hystérie ou de toute autre névrose. Le principe thérapeutique étant une fois le conflit décelé et résolu, le névrotique recouvre progressivement sa santé mentale.

C'est que l'on rattache les méthodes psychanalytiques à la méthode clinique, c'est en effet parce que les méthodes psychanalytiques s'emploient en situations cliniques. Elle se rapproche également de la psychologie clinique par le fait qu'elle reste une thérapeutique applicable à des cas particuliers, à un individu concret *hic et nunc.*

1.3. Quelques concepts clés utilisés en psychologie et en psychologie médicale

Il s'agit, sous ce titre, de présenter brièvement des concepts clés qui reviendront, peut-être incidemment, mais de manière très significative dans les chapitres qui suivent. Il convient donc de les préciser afin d'en avoir la même compréhension, car la psychologie est un domaine nouveau pour la majorité du personnel soignant.

(1) le comportement

La plupart des psychologues contemporains, en particulier Maurice Reuchlin (1985 : 15) et Rémy Droz

(1985 : 12) définissent la psychologie comme la science du comportement des organismes. Par comportements ils entendent en premier lieu « les conduites ou activités qui peuvent être observées objectivement, à la fois des réactions isolées de certains muscles ou de certaines glandes et les patterns organisés et dirigés vers un but qui caractérisent l'organisme comme un but ».

Déjà, dans sa définition de la psychologie, John W. Santrock (2000 : 5) sépare nettement comportement et processus mentaux. Il écrit « *psychology is the scientific study of behavior and mental processes* ». Pour lui, *« behavior »* (comportement) *is everything we do that can be directly observed ... »*

En définitive, nous retiendrons que ce terme désigne habituellement les attitudes les plus manifestes, celles qui sont extériorisées et agies.

(2) La conduite

Daniel Lagache donne la définition suivante de la conduite : « ensemble des opérations (physiologiques, motrices, verbales, mentales) par lesquelles un organisme en situation réduit les tensions qui le motivent et réalise ses possibilités. Le terme de conduite introduit donc une unité qui est celle du sujet en situation. Les comportements agis, comme les scénarios fantasmatiques, sont là deux variantes de conduites humaines.

(3) Le fantasme

Le fantasme désigne un scénario imaginaire, souvent à plusieurs personnages, mettant en scènes les désirs du sujet tels qu'ils se sont organisés dans ou au cours de son histoire. Il peut être conscient ou inconscient. S'il est conscient, on l'appelle fantaisie. Il n'est pas directement saisissable par un observateur, mais nécessite, pour être perçu, d'être communiqué par le sujet ou déduit de ses attitudes. Sa découverte est toujours indirecte et demande souvent une activité interprétative. Le but de la méthode psychanalytique est de faciliter l'expression des fantasmes afin de les rendre conscients, et de ce fait, plus maîtrisables.

(4) La pulsion

La pulsion est une force, une poussée qui fait tendre l'organisme vers un but. Elle constitue une source d'excitation qui stimule l'organisme de l'intérieur et le pousse à accomplir certaines actions susceptibles de provoquer une décharge de cette excitation.

Une poussée considérée comme un facteur quantitatif « économique » comprend toujours :

- Une source, qui peut être un excitant corporel ;
- Exemple : la faim
- Un but qui est la décharge de l'excitation ;
- Exemple : manger pour se rassasier
- Un objet qui change en fonction de l'histoire du sujet et de l'organisation fantasmatique de son désir (S. Freud cité par Ph. Jeammet et al, 1993).
- Exemple : du pain, du riz, de la pomme de terre, du foufou (nshima ou bidia : une pâte consistante à base de la semoule de maïs ou de blé). On entend par objet dans la théorie psychanalytique ce qui est visé par la pulsion et qui lui permet d'atteindre son but: la satisfaction et l'apaisement de la tension interne. Ce peut être un objet matériel, une personne, le sujet lui-même ou les représentations mentales de l'objet. Comme on vient de le montrer, l'objet de la pulsion est des plus variables.

(5) L'identification

C'est le processus psychique par lequel le sujet assimile un aspect, une propriété, un attribut de l'autre et se transforme partiellement ou totalement sur le modèle de celui-ci. Nous l'avons isolée des autres mécanismes de défense et lui réservons une place particulière du fait de son importance en tant que :

- Processus formateur de la personnalité ;
- Mécanisme de défense essentiel contre la perte et le deuil ;
- Origine des multiples conduites pathologiques ;
- Facteur important de la formation et du fonctionnement des groupes.

Il existe plusieurs types d'identification qui peuvent se combiner éventuellement et parmi lesquels nous pouvons citer :

- L'identification à l'objet perdu ;
- L'identification amoureuse qui dérive de la précédente ;
- L'identification au tiers et formation de groupe ;
- L'identification à l'agresseur ;
- L'imitation et l'apprentissage.

(6) Les mécanismes de défense du moi

Comme nous le verrons plus loin, le Moi remplit une fonction multiple : il défend la personnalité ; mû par le principe de réalité, il s'adapte à l'entourage ; il résout les conflits avec la conscience, mais aussi avec l'inconscient. Bref, le Moi déploie tous ses efforts en vue de garder l'équilibre psychique malgré les pressions et les contradictions du ça et du surmoi. **Freud appellera ces techniques utilisées par le Moi pour apaiser les conflits pulsionnels « mécanismes de défense ».** Il a voulu donc désigner par là, différents types d'opérations psychiques qui ont pour fin la réduction des tensions psychiques internes en empêchant la décharge de la pulsion. Ils sont généralement utiles pour protéger la cohésion de l'appareil psychique. Cependant, ils n'ont pas tous la même valeur, car ils ne donnent pas d'égales satisfactions à leur auteur.

Voici les principaux mécanismes de défense :

(1) Le déplacement : Nous savons que l'agressivité est une réaction à la frustration. Mais la décharge agressive ne se fait pas toujours directement contre l'obstacle lui-même, elle se « déplacera ». Le déplacement se définit donc comme un transfert émotionnel sur un objet extérieur au moi et chargé d'une signification imaginaire. On a déjà vu une mère gifler ou tenir un propos marquant l'agressivité à l'endroit de son fils après une frustration, dont le mari est auteur…

(2) La sublimation : H. Piéron définit la sublimation comme une « dérivation d'instincts et de tendances égoïstes et matérielles vers des buts altruistes et spirituels. Il s'agit ici d'un processus postulé par Freud pour rendre compte d'activités artistiques et intellectuelles apparemment sans rapport avec la sexualité, mais qui trouveraient leur ressort dans la force de la pulsion sexuelle. Comme on le voit, Freud estime que la sublimation s'exerce surtout comme défense contre l'instinct sexuel. Mais il oublie que toute sublimation n'est pas d'origine sexuelle. Carl G. Jung notamment voit dans ce mécanisme une transposition totale du monde intérieur comme dans la création artistique, par exemple.

(3) La projection : Ce mécanisme consiste à transférer inconsciemment à l'extérieur du moi des intentions instinctuelles, des conflits, etc. La plupart de temps, la projection se fait sur autrui, qui est perçu comme identique à soi-même, et à qui on attribue ses sentiments propres et ses pulsions que l'on ne peut admettre chez soi-même. Une réalité désagréable étant ainsi détournée du Moi, l'individu retrouve un sentiment apaisant de sécurité. Un sujet X, ayant senti des odeurs agréables dégagées par une bonne cuisine du restaurant de l'hôtel voisin déclare à l'intention de ses amis que le sujet Y a salivé pour ne pas avouer qu'il a salivé lui-même.

(4) La fixation : Ce mécanisme correspond à un arrêt de développement à l'un des stades de l'évolution ; elle ne concerne le plus souvent qu'une partie de la personnalité. Par exemple une part plus ou moins importante de *l'évolution libidinale peut être fixée* préférentiellement à un des stades, facilitant ainsi une régression ultérieure à ce stade.

(5) La régression : c'est un mécanisme presqu'assimilable à la fixation. Elle correspond à l'abandon de certaines capacités acquises et le retour à des modes de fonctionnement plus élémentaires qui se trouvent être généralement plus archaïques dans le temps. Les enfants par exemple font généralement de la régression pour que l'on s'occupe d'eux de la même façon que lorsqu'ils étaient « bébés ». Cette conduite est rare chez l'adulte normal.

Depuis Freud, on distingue classiquement trois types de régression qui sont en fait généralement associés. Il s'agit de :

- La régression topique du conscient à l'inconscient ;
- La régression formelle où sont repris des modes d'expression de la pensée plus primitive ;
- La régression temporelle où le sujet retrouve des modalités relationnelles placées sous le primat des zones érogènes les plus archaïques : anales et orales.

(6) L'isolation : elle consiste à séparer une motivation ou un acte de sa charge émotionnelle traumatisante pour lui donner une valeur intellectuelle sécurisante. C'est le cas par exemple du malade qui se renseigne auprès du médecin ou de l'infirmier sur sa maladie, se documente et qui raconte son cas à ses visiteurs en leur donnant l'impression de maîtriser tout sur sa maladie, bref, il « intellectualise ».

(7) La compensation : cette technique a pour but de diminuer l'anxiété due au sentiment d'infériorité réel ou imaginaire (mais ressenti). Ce mécanisme a été développé par A. Adler qui parle même de « surcompensation » des infériorités physiques et psychiques. Les expressions du genre « *batumbila kabalepi* » ou bien « *kampimpi nyama kapita bala ku lumu* » ; ce qui se traduit respectivement en français par « les hommes valeureux ne sont pas de grande taille » ou bien « le chétif qui dépasse les géants en prestige ». Il s'agit là des expressions chères aux gens de petite taille.

(8) La formation réactionnelle : C'est un mécanisme qui pousse l'individu à adopter un comportement diamétralement opposé à ses tendances instinctuelles, comportement qui le protège lui-même. Beaucoup d'auteurs l'assimilent au refoulement parce qu'elle censure les états affectifs ; mais au lieu de les rejeter dans l'inconscient, elle fait naître des attitudes sociales conscientes et durables modifiant toute la personnalité. Par exemple un sujet peureux qui pose des actes de témérité ; l'agressif inconscient qui devient sociable, gentil, altruiste.

(9) La négation ou le déni : c'est un mécanisme qui consiste à nier purement la réalité. Le déni est fréquent dans les maladies graves, face à l'angoisse de la mort. Cette technique est également utilisée par les enfants qui imaginent des situations rassurantes pour se protéger de la réalité traumatisante. Elle peut s'exprimer aussi par des paroles, des gestes qui seront opposés à ce qu'ils pensent réellement.

(10) La rationalisation : c'est un terme employé en psychanalyse pour désigner le besoin de l'individu pour justifier une conduite qui relève en fait de motifs inconscients. Cette tendance à justifier logiquement un acte passé, donne bonne conscience à l'individu, calme son angoisse, le rassure quant à lui-même.

(11) Le refoulement : D. Lagache le définit comme étant une défense automatique et inconsciente, par laquelle le Moi rejette une motivation, une émotion, une idée pénible ou dangereuse et tend à s'en dissocier. En d'autres termes, le refoulement est une tentative de rejeter et maintenir dans l'inconscient les souvenirs, les représentations de la pulsion lorsque sa satisfaction devient un danger pour le Moi. Cet exercice de l'esprit comporte une dépense d'énergie permanente qui explique la fatigue chez certains adolescents et chez certains névrosés.

(12) L'annulation rétroactive : Ce mécanisme ressemble à la formation réactionnelle, car, l'individu substitue une nouvelle conduite à un comportement inacceptable. Il supprime les pensées et actes en les remplaçant par les pensées et actes ayant selon lui un « pouvoir magique ». Freud considère l'acte d'expiation comme le comportement type d'annulation rétroactive et ajoute que cette technique est souvent liée à des symptômes obsessionnels de peur et de remords (M. Temmerman, SD).

(13) Les instances de la personnalité : On désigne sous cette appellation des modèles théoriques fictifs destinés à rendre compte, en l'organisant et en la schématisant, de la réalité complexe de la personnalité. Dans sa deuxième topique, Freud distingue classiquement trois instances de la personnalité :

Le ça : qui représente le pôle pulsionnel, entièrement inconscient, fonctionnant selon le processus primaire et ne cherchant que la satisfaction immédiate des besoins et l'apaisement des tensions. C'est donc le siège des pulsions instinctives.

Le Moi : il naît du ça, par différenciation progressive, au contact de la réalité à laquelle il doit s'adapter pour survivre et cela grâce à une série d'identifications avec autrui. Il est le siège des mécanismes de défense eten maintenant les tensions à un niveau constant. Il fonctionne selon les lois du processus secondaire c'est-à-dire du principe de réalité.

Le surmoi : qui désigne la fonction critique de l'appareil psychique, porteuse des consignes morales à l'égard du Moi. C'est une structure qui résulte de l'intériorisation des exigences et interdits parentaux, mais profondément transformés du de leur investissement par les pulsions venues du ça.

(14) L'agressivité : On regroupe sous cette appellation un ensemble de conduites, agies ou fantasmatiques qui ont pour effet de nuire à autrui ou à soi-même : détruire, attaquer, contraindre, faire souffrir, humilier ;... s'auto-humilier, s'auto-accuser, se suicider, se mettre en colère ou être en état de rage... sont quelques verbes qui exprime une agressivité. Certaines personnes semblent plus agressives que d'autres ; peut-être parce qu'elles expriment plus facilement leurs émotions. D'autres refoulent leur agressivité qui devient inconsciente, et pourra se déplacer pour être dirigée vers d'autres objets que ceux ayant provoqué la frustration de départ. Chez d'autres encore, elle peut se manifester sous forme de moquerie, de bouderie, de silence ou d'indifférence, d'actes manqués.

L'agressivité caractérise souvent beaucoup de maladies mentales. Elle est soit refoulée et retournée contre soi-même, c'est le cas dans la dépression ; soit imputée à d'autres comme dans la projection en cas de psychose paranoïaque. On peut déceler l'agressivité à travers les tests projectifs, voire à travers la graphologie. Elle est sublimée dans certaines activités sportives, y compris les sports où l'on joue à un objet autre que l'adversaire. Par ailleurs, il convient de relever que les conduites agressives sont répandues, aussi bien dans le règne animal que chez l'homme. Il y a toujours une conjonction de mécanismes cérébraux et des conditions du milieu pour déterminer biologiquement une conduite agressive. Les travaux de Karli illustrent bien cette affirmation. Ils ont porté sur les rats tueurs des souris, que des lésions cérébrales expérimentales provoquant un comportement agressif n'étaient opérantes que si les rats n'avaient eu que peu de contacts avec les souris. Par contre, l'intervention devenait inefficace si les rats avaient été élevés avec les souris.

(15) Le narcissisme : Il se définit comme une contemplation de soi, comme une attention excessive portée à soi. Le concept est un néologisme dérivé du nom de Narcisse, ce personnage de la mythologie grecque, qui s'éprit de lui-même en se regardant dans l'eau d'une fontaine. Cette légende se termine par la disparition de Narcisse, par noyade pour certains et par la transformation en une fleur qui porte son nom pour d'autres. Peu importe, l'essentiel reste ce fait que cet investissement affectif sur soi-même ou cette surestimation de soi est caractéristique de l'adolescence. Elle se traduit par des comportements très significatifs tels que la présence très remarquable de sa propre photo dans sa chambre, l'usage répété du miroir pour se voir reflété afin de favoriser

l'introspection, il s'investit dans des relations souvent teintées de passions.
En définitive, H. Harel-Biraud (2007 : 62) estime que le narcissisme ne débouche pas toujours sur une véritable confiance en soi-même si la quête est en parfois violente et désespérée en même temps. Il faudra souvent attendre la fin de l'adolescence et même la post-adolescence avec la conquête de l'indépendance financière, les exigences des relations professionnelles, la nécessité de la création d'une relation responsable de couple (à l'égard de son conjoint ou de sa conjointe) et de famille, pour que le jeune soit conscient de sa propre valeur.
Bien au-delà, certains jeunes ne parviennent pas à liquider le repli narcissique. Ceci peut entraîner chez ces adultes fixés à l'adolescence des comportements d'inadaptation sociale dans leurs relations avec autrui. L'égotisme, l'orgueil, le mépris de l'autre se comptent parmi ces comportements.
(16) L'euthanasie: le concept a deux sens qui se tiennent: « mort douce et sans souffrance » et « usage des procédés qui permettent de hâter ou de provoquer la mort pour délivrer un malade incurable de souffrances extrêmes, ou pour tout motif d'ordre éthique.

R. Schaerer la définit comme « l'administration volontaire à un malade, un handicapé ou un blessé incurable, dans le but d'abréger la durée de leurs souffrances, d'une drogue ou d'un produit toxique qui met rapidement fin à leur vie » (H. Harel-Biraud, 2007 : 140-141).

La pratique de l'euthanasie se comprend sous trois conditions :

- Lorsque le malade en formule explicitement la demande. En effet, lorsqu'un patient estime qu'il souffre physiquement ou moralement de façon atroce, il peut demander l'euthanasie à son médecin ;

- A l'initiative de l'équipe médicale lorsqu'elle est convaincue que le malade incurable souffre beaucoup, elle peut être pratiquée. Elle peut requérir l'accord de la famille, mais toujours à l'insu du malade.
- Dans le cas où la famille –mal ou bien informée- la réclame comme une exigence morale pour elle, par respect de la dignité de la personne du malade par les membres de sa famille, ou encore comme une exigence professionnelle pour le personnel soignant.

En réalité, l'euthanasie est un sujet plus discuté, plus médiatisé que vécu. En Afrique, les individus sont plus attachés à la vie qu'ils considèrent comme un bien précieux. La demande de l'euth

(17) La dynamique des groupes : Nous devons à J.L. Moreno (1892) et à Kurt Lewin (1890-1947) des études approfondies sur le courant qu'il convient d'appeler « dynamique des groupes ». Influencé par la théorie de la forme sous l'impulsion de Wertheimer, Koffka et Köhler, K. Lewin considère le groupe comme un tout structuré dont les propriétés sont différentes de la somme des parties. Le groupe et son environnement constituent donc un champ dynamique. Le champ psychologique est donc l'ensemble de tous les éléments interdépendants qui influent directement sur le comportement d'un individu à un moment donné. Ainsi est-il d'usage d'appliquer le terme « dynamique des groupes » à l'étude des individus en interaction dans de petits groupes. Le terme « dynamique » implique des forces complexes et interdépendantes agissant à l'intérieur d'un champ ou d'un cadre commun.

K. Lewin énonçait comme base de la dynamique des groupes les principes suivants :

- la décision prise par le groupe est plus efficace que celle qui lui est imposée de l'extérieur ou du dehors ;
- la règle précédente est valable pour le travail, car la productivité du groupe sera plus grande s'il y a collaboration entre les membres ;
- l'action de chacun sur l'un ou les autres est évidente ;
- le groupe devient un système de référence pour émettre des jugements de valeur ou pour valoriser la conduite en général.

J.L. Moreno quant à lui était parti du principe développé par Lewin selon lequel la structuration d'un groupe social c'est-à-dire « le réseau des relations Moi-Autrui » se fait sur une base affective du jeu réciproque attraction-répulsion. C'est aux États-Unis d'Amérique qu'il développera sa théorie et appliquera par des sociogrammes « la mesure à l'être social ». La sociométrie de Moreno relance ainsi le problème de la communication et celui du rôle que le moi joue dans le groupe. La base affective des interrelations étant la sympathie ou l'antipathie, on considère le choix ou le rejet de l'individu par les autres membres du groupe.

Deuxième chapitre
La personnalité et le caractère

Objectifs pédagogiques :

Au terme de ce chapitre, le lecteur (l'étudiant) sera capable de :

- Définir les concepts personnalité et caractère ;
- Définir la personnalité de base dans une perspective culturaliste ;
- Déceler les formes pathologiques du comportement ;
- Décrire les grandes catégories de comportements pathologiques et reconnaître leurs interférences dans la relation médecin-malade ;
- Décrire les types de caractères (en identifier les critères de classification et les types distingués) ;
- Mettre en relation un type d'organisation psychique donné ou un type de caractère donné et une prédisposition à un trouble somatique déterminé ;
- Expliquer comment l'organisme humain et son fonctionnement ne sont pas réductibles aux seules données anatomiques ou physiologiques, mais qu'ils sont le terrain privilégié où viennent se manifester des désirs et des affects ;
- Expliquer le fait que la personnalité est une construction progressive qui se réalise entre l'individu et son environnement ou milieu de vie.

Plan sommaire :

Notions de personnalité et de personnalité de base ;

2.1. Genèse de la personnalité : l'inné et l'acquis ;
2.2. Grandes catégories de comportements pathologiques ;
2.3. Notion de caractère
2.4. Différents types de caractère et leur incidence relationnelle.

2.1. Notions de personnalité et de personnalité de base

La personnalité se définit entre autres comme un ensemble structuré des dispositions innées (hérédité, constitution) et acquises (milieu, éducation et réactions de l'individu à ces influences) qui détermine l'adaptation originale de l'individu à son entourage. C'est aussi l'ensemble de manières d'être de l'individu, ce qui le caractérise et le distingue des autres. A ce titre, chaque individu possède une personnalité, ou mieux chaque personne est une personnalité.

La première manifestation de la personnalité se produit vers l'âge de trois ans, au moment où l'enfant se différenciant nettement d'autrui, s'affirme en tant que personne, emploie le pronom « je » et « moi », se pose devant les grandes personnes en s'opposant à leurs désirs.

Plus que le facteur biologique dont il convient de ne pas minimiser l'importance, les conditions psychologiques jouent un rôle considérable dans l'élaboration de la personnalité. C'est ainsi que certains ethnologues, psychologues et sociologues dont les chefs de fil sont Ralph Lintonet Abram Kardiner, ont élaboré une méthode de recherche d'inspiration culturaliste et dont le concept central est celui de la personnalité de base.

Cette notion abstraite désigne l'ensemble de traits qu'une société donnée tend à imprimer aux individus qui la constituent. Les deux auteurs préconisent que l'on étudie d'une part, les effets de la culture sur la personnalité de base, et d'autre part, l'action de cette personnalité de base qui, à son tour tend à modifier la société. R. Linton pense que la meilleure approche en est psychologique, car c'est dans et par les comportements individuels qu'elle se manifeste et que c'est par le moyen de l'apprentissage qu'elle s'acquiert et se perpétue.

2.2. Genèse de la personnalité : l'inné et l'acquis

2.2.1. Généralités

Pour quelles raisons sommes-nous portés à focaliser autour de l'étude de la personnalité le minimum des connaissances théoriques en psychologie que doit posséder toute personne exerçant une fonction soignante ? La raison fondamentale reste le fait que la personnalité est la résultante des principales caractéristiques d'un individu dont la connaissance par le personnel soignant permet de prévoir les réactions dans une situation donnée, ici la situation médicale.

Personnalité vient du mot personne. Ce dernier provient du latin « *persona* » qui signifiait les masques de théâtre ou mieux masques portés par les acteurs de théâtre. Ces masques, en nombre limité, dépeignaient des caractères fixes à partir desquels les observateurs ou les spectateurs pouvaient s'attendre à des comportements ou à des attitudes donnés. Lalande pour sa part, voit dans la personnalité : « la fonction psychologique par laquelle un individu se considère comme un Moi, un et permanent ». Pour Cattell, « la personnalité est ce qui permet de prédire ce que fera un individu dans une situation donnée ».

Ph. Jeammet et al.(1993) soulignent à cet effet que la notion d'individualité biologique ne suffit pas pour rendre compte de la personnalité, pas plus que celle d'appartenance génétique à une espèce donnée, ou d'environnement socio-économique donné. Dans un milieu identique et avec les « *stimuli* » communs, les sujets appartenant à la même espèce ou au même groupe réagissent différemment.

Nous voyons donc là que la personnalité n'est pas une donnée biologique, transmise par l'hérédité. Elle est plutôt *une élaboration, un construit* résultant de l'interaction constante entre l'hérédité et le milieu. Elle est donc une fonction d'intégration. Cette construction est en perpétuel devenir et peut subir des bouleversements et des transformations causés par des traumatismes d'origine interne au sujet ou provenant du milieu ambiant.

Une élaboration, un construit implique nécessairement un processus qui a pris du temps. La personnalité a eu à se former au cours de certaines périodes de la vie de l'individu. Il s'agit particulièrement :

- De la première enfance (de 0 à 3 ans), car, à cette période, l'enfant est totalement dépendant de son milieu, et il est particulièrement réceptif.
- De l'adolescence parce qu'elle introduit de nouvelles dimensions telles que l'accès à la sexualité adulte, la séparation avec le milieu familial, l'acquisition d'une identité plus ou moins stable au sein du groupe social (le timbre de sa voix, sa taille, les grandes lignes de sa morphologie…).

Tout en se construisant de façon permanente, la personnalité voit se cristalliser sa structure qui va être une donnée relativement stable. Même alors, la fonction d'intégration qu'est la personnalité conserve toujours son caractère dynamique qui lui survit au-delà de cette relative stabilité.

2.2.2. L'inné et l'acquis

Classiquement, tous les scientifiques s'accordent sur la présence de ces deux facteurs. Nous pouvons ajouter *un troisième facteur qui est la façon personnelle dont tout être humain intègre consciemment ou inconsciemment les caractères innés et les données de son environnement.* La question qui demeure c'est celle de savoir quelle est la part de chaque facteur dans l'édification de la personnalité ?

Pour répondre à cette préoccupation, nous nous référons à Ph. Jeammet et al. (1993 : 61-62) qui ont présenté une nouvelle approche des études génétiques et éthologiques. Pour ces auteurs, on doit abandonner la conception selon laquelle à un gène précis correspondrait un caractère comportemental précis. C'est ainsi, expliquent-ils par exemple, que du fait de leurs actions réciproques, suppressives ou expressives, une forme allèle d'un gène ne produit pas toujours le même phénotype, et que l'effet d'un gène variera en fonction de son « expressivité » et de sa « pénétrance ». Les facteurs d'environnement modifient la manifestation phénotypique d'un génotype, ceci chez l'homme comme chez l'animal.

Par ailleurs, il faut bien se garder d'assimiler l'existence d'une corrélation de variation entre un comportement et un gène à une relation de détermination de l'un par l'autre. P. Roubertoux et M. Carlier écrivent à ce sujet : « on ne peut considérer le génotype comme déterminant le phénotype, mais comme créant un champ de possible qui seront actualisés par l'histoire » c'est-à-dire par l'interaction avec l'environnement. (Ph. Jeammet et al., 1993). Comme on le voit, le poids de l'hérédité (l'inné) ne peut nullement servir de prétexte pour réduire au minimum le rôle de l'environnement (l'acquis), ni pour justifier une quelconque vision fataliste de l'individu et de son évolution.

L'hérédité et l'environnement sont donc complémentaires et leur influence réciproque.

La complémentarité et la réciprocité des facteurs héréditaires et d'environnement sont donc illustrées par les deux exemples considérés par Ph. Jeammet et al, à savoir le phénomène de l'empreinte et celui du choix des partenaires sexuels et sociaux.

S'agissant du phénomène d'empreinte, les auteurs évoquent les travaux de Lorenz en 1935. L'empreinte ou l'imprégnation est le terme que Lorenz utilise pour décrire des phénomènes rencontrés chez les oiseaux, mais que l'on retrouve aussi de manière beaucoup plus générale chez d'autres espèces. Lorenz a constaté qu'en l'absence de leur mère, de jeunes oies nées en couveuse s'attachent au premier objet qu'elles rencontrent, et qui n'est pas forcément un objet de leur espèce, mais peut qui peut être l'éleveur. Cette fixation au premier objet mobile rencontré par l'oiseau se fait durant une période dite sensible qui dure environ 36 heures ; et, une fois installée, elle devient irréversible.

Concernant le choix des partenaires sexuels et sociaux, lorsque l'on élève ensemble des oiseaux d'espèces différentes, une fois le moment du choix du partenaire social ou sexuel venu, ce choix se produit de façon préférentielle à certaines périodes (Schutz, 1965 cité par Ph. Jeammet et al. 1993).

Partant des observations fournies par l'étude du comportement des animaux dans leur milieu naturel, nous devons réviser l'ancienne conception selon laquelle l'instinct est une activité répétitive d'origine héréditaire aboutissant à un comportement entièrement prédéterminé et d'évolution fixe. Ce qui est inné, c'est la capacité potentielle de développer un type de comportement. Ce qui est acquis c'est la forme et le devenir de ce comportement. Plus concrètement, lorsqu'il y a absence de réponse du milieu ambiant, le comportement instinctif n'apparaît pas. Une fois dépassé, le délai sans que cet instinct s'exprime, sa capacité potentielle innée disparaîtra.

2.3. Les grandes catégories de comportements pathologiques

Les troubles de la personnalité apparaissent sous diverses formes dans beaucoup de maladies psychosomatiques et dans des désordres mentaux tels que les névroses et les psychoses.

Nous envisagerons dans cette section du deuxième chapitre uniquement ces principaux modes de fonctionnement pathologique qui sont les névroses et les psychoses. Les connaissances présentées ici ne remplacent aucunement l'enseignement de psychiatrie prévu au programme de formation des médecins et des infirmiers, bien sûr à des degrés différents. Elles ont pour but de présenter les aspects susceptibles d'interférer le plus avec la pratique médicale courante.

2.3.1. Les névroses

Les névroses peuvent être schématisées comme un conflit entre les demandes pulsionnelles venues du « ça » et les exigences du surmoi, avec un Moi suffisamment fort pour supporter le conflit et tenter de le résoudre grâce à ses mécanismes de défense (Ph. Jeammet et al, 1993). Généralement, il y a refoulement des contenus liés au ça et victoire apparente du Surmoi. Mais le retour du refoulé s'opère par les symptômes qui, heureusement, ne peuvent empêcher le fonctionnement du Moi. Le Moi garde contact avec la réalité extérieure et peut percevoir la nature normale de ses symptômes qu'il critique dans leur irrationalité, mais qu'il ne peut faire disparaître. Il les ressent comme étrangers à lui, en souffre et demande une aide pour les supprimer.

Les difficultés des névrosés apparaissent essentiellement dans le champ de leurs relations sociales et affectives. Le conflit qui est à leur origine est rarement reconnu d'emblée et avant que tous les symptômes caractéristiques ne prennent toute leur ampleur, le névrosé exprime son malaise au travers des plaintes diverses qui auront fréquemment le médecin ou l'infirmier comme témoin :

- Fatigues inexpliquées,
- Troubles de grandes fonctions physiologiques : appétit, sommeil, sexualité,
- État d'anxiété chronique,
- Vécu dépressif avec absence d'intérêts, tristesse, émotivité, réactions agressives sans causes apparentes,
- Et d'une manière plus générale, attention exagérée aux moindres manifestations corporelles.

Plus simplement, la névrose est un trouble superficiel, moins grave. Le sujet sait qu'il est malade et en souffre. On soigne généralement les névrosés en ambulatoire.

Sans vouloir analyser en détail les névroses, nous allons tenter une simple approche à titre d'exemple.

a) L'hystérie : C'est une manifestation organique des conflits inconscients. Ce prototype de la névrose de conversion est un trouble affectif caractérisé par :

- Une exagération considérable de la suggestibilité.
- Exemple : un sujet qui veut exécuter deux ou trois ordres contradictoires à la fois.
- Une prépondérance de la pensée magique sur la pensée rationnelle.

- Exemple : un individu qui ne justifie les faits et les événements que par l'action des mauvais esprits, des sorciers, et ne voit pas les choses objectivement.
- Une immaturité affective, c'est-à-dire, on note ici des traits infantiles de personnalité, une forte dépendante et une forte émotivité.

b) La psychasthénie : c'est une diminution ou un affaiblissement de la tension psychologique caractérisée par :
   - La dépression physique et psychique,

- Les obsessions (idées fixes qui s'imposent à la conscience indépendamment de la volonté),
- Les compulsions : qui consistent à poser les mêmes actes tout le temps sans le vouloir. Exemple, se laver continuellement les mains, vérifier la serrure plusieurs fois…

c) Les réactions d'anxiété : l'anxiété est un sentiment profond de l'imminence d'un danger indéterminé dont on ne sait d'où il pourrait soudainement surgir. Ce sentiment crée dans la conscience un état d'alerte qui monopolise toute l'attention du sujet, un désarroi, parce que le sujet se croit dans l'impuissance de se défendre.

2.3.2. Les psychoses

Les psychoses représentent un trouble de la personnalité beaucoup plus profond et plus grave que les névroses. Elles se caractérisent, toujours sur le plan psychopathologique, par une perturbation majeure de la relation avec la réalité externe qui, sous le poids des conflits internes, est en partie niée et refusée. Ph. Jeammet et al. (1993 : 149-150) précisent que le conflit se situe schématiquement entre le ça et le Moi (représentant de la réalité) et débouche sur l'échec du Moi à médiatiser ce conflit. Le Moi se détache de la réalité et tombe sous l'emprise du ça au bénéfice duquel il tente de reconstruire une néo-réalité par l'intermédiaire du délire et des hallucinations.

Cliniquement les psychoses (psychoses maniaco-dépressives, paranoïaques, schizophrénie pour ne citer que les principales) se manifestent par des troubles importants du contact avec la réalité extérieure, et une méconnaissance du trouble, perçu comme étant le fait du dehors et non pas du sujet lui-même, avec absence de demande d'aide.

Socialement, les psychotiques sont plus dangereux pour l'entourage. C'est la raison pour laquelle il est préférable de les interner en asile pour malades mentaux.

On distingue :

- *Les psychoses fonctionnelles* qui sont des troubles du fonctionnement du psychisme humain pouvant atteindre le sujet à n'importe quel âge et…
- *Les psychoses organiques :* qui surgit à la suite d'un certain état de l'organisme ou qui l'accompagne. A la suite d'un accident par exemple, une lésion cérébrale peut entraîner un trouble psychique. Une fois la lésion traitée, le patient peut récupérer progressivement sa santé mentale, alors que les psychoses fonctionnelles sont traitées difficilement.

A. Les psychoses fonctionnelles

A.1. La schizophrénie

La principale difficulté de l'étude et du traitement de la schizophrénie est d'en donner une définition précise. En dépit de cette considération, le terme *schizophrénie* désigne la dissociation des fonctions psychiques. Le terme a été introduit au début du XXe siècle pour décrire ce qui était supposé être le principal symptôme de cette maladie mentale : le trouble de l'intégration des émotions, de la pensée et de l'action (John Pinel, 2007 : 402). Ainsi, la schizophrénie est donc la maladie la plus souvent associée au concept de folie.

Les symptômes de la schizophrénie sont divers et complexes. Ils recouvrent ceux d'autres troubles psychiatriques et changent fréquemment avec la progression de la maladie. Pour J. Pinel (2007), voici les symptômes les plus courants de la schizophrénie, mais aucun d'entre eux n'est systématiquement présent dans tous les cas. En fait, la récurrence de l'un de ces symptômes pendant huit mois offre une base du diagnostic de schizophrénie.

* *Idées délirantes.* Délire d'être contrôlé (par exemple : les « Martiens m'imposent de mauvaises pensées »), délire de persécution (par exemple : « Ma mère tente de m'empoisonner »), délire de grandeur (par exemple : Kano admire mes baskets ».
* *Troubles de l'affect.* Réactions émotionnelles inappropriées aux situations négatives ou positives.
* *Hallucinations*. Audition des voix imaginaires dictant au sujet ce qu'il doit faire ou commentant négativement son comportement.
* *Pensées incohérentes.* Pensées illogiques, associations d'idées étranges ou croyances en des forces surnaturelles.
* *Comportements étranges* longues périodes d'immobilité (catatonie), manque d'hygiène, production langagière en rimes, retrait social, écholalie.

S'agissant de l'étiologie, un grand nombre d'auteurs affirment que la schizophrénie a de multiples causes (Cowan, Kopnisky et Hyman, 2002 ; Kennedy et al., 2003 ; Torrey et Yoken, 2000 ; tous cités par John Pinel, 2007).

Ainsi, différentes régions chromosomiques ont été impliquées dans vulnérabilité à la schizophrénie.

Enfin, notons que la schizophrénie est associée à des lésions cérébrales étendues. Chez les patients schizophrènes, les études d'imagerie cérébrale ont révélé la présence d'anomalies, dont une réduction anormale du cortex cérébral et un élargissement des ventricules cérébraux (Frith et Dolan, 1998). Toutefois, bien que les lésions cérébrales soient étendues, elles n'affectent pas l'ensemble des régions.

Ce résultat de la recherche soulève le problème de classification de la schizophrénie parmi les psychoses fonctionnelles. Même si une relation de détermination entre tel état de cerveau et la survenue de la schizophrénie, ces anomalies constatées sur l'encéphale ne manquent pas de susciter une autre question fondamentale, celle de savoir si la pathologie cérébrale des schizophrènesest développementale. En d'autres termes, est-ce que les cerveaux des schizophrènes se développent normalement et subissent quelque lésion ou bien est-ce qu'ils ne se développent pas normalement ? John PINEL affirme pour sa part qu'une découverte importante suggère que cette maladie est le résultat d'une perturbation précoce du développement cérébral.

A.2. La psychose maniaco-dépressive

Elle s'exprime tantôt par des accès maniaques tantôt par des accès d'abattement. En fait il y a alternance de la phase maniaque et de la phase dépressive.

* *La manie* est un trouble affectif caractérisé par un état d'intense excitation, une assurance excessive, de l'impulsivité et des difficultés de concentration. Pendant les périodes de manie légère, le maniaque est très loquace, énergique, impulsif, optimiste et confiant. Le maniaque est gai, sa joie est une joie exaltante, donc

anormale. Il y a chez lui un bien-être et une hyperactivité qui ne collent pas au réel. Mais quand la manie s'aggrave et prend une forme extrême, cela devient un problème clinique sérieux. Le maniaque se réveille en général dans un état d'enthousiasme exagéré et se met à parler de façon incessante en passant d'un sujet à l'autre. Cet excès de confiance, avec des pensées grandioses, couplé à un trop plein d'énergie, de distraction et d'impulsivité conduit le plus souvent à une série continue de désastres (J. Pinel, 2007).

* *La dépression :* cette deuxième phase plonge le patient dans un abattement qui entraîne le découragement général, la réaction très forte d'anxiété, la fatigabilité. La dépression est une réaction normale lors d'une perte grave, comme celle d'une personne aimée, de l'estime de soi, d'une possession, ou bien en cas de problème de santé.

Les patients qui ne souffrent que de dépression sont atteints d'**un trouble affectif unipolaire**, alors que ceux qui alternent entre un état dépressif et un état maniaque sont atteints de **trouble affectif bipolaire.**

J. Pinel (2007) présente deux catégories de dépression, à savoir : **les dépressions réactionnelles,** déclenchées par une expérience négative (décès d'un ami, perte de l'emploi, etc.) et **les dépressions endogènes** qui surviennent sans raison apparente.

Sur le plan étiologique, les études récentes relèvent que les facteurs génétiques contribuent à l'apparition de la psychose maniaco-dépressive (lire à ce sujet Mac Kinnon, Jamison et DePaulo, 1997 cités par John PINEL, 2007). En effet, les recherches sur les jumeaux ont montré un taux de concordance de 60 % chez les vrais jumeaux, alors qu'il est de 15 % chez les faux jumeaux, qu'ils aient été élevés ensemble ou séparément.

D'autres études sur le rôle de l'environnement dans les troubles affectifs ont montré que les expériences stressantes peuvent provoquer des rechutes dépressives chez les individus ayant déjà été déprimés. Brown (1993) par exemple a trouvé sur un large échantillon que 84 % des patients atteints de dépression ont éprouvé des périodes de stress important dans l'année précédente contre 32 % des sujets du groupe contrôle.

A.3. La paranoïa

La psychose paranoïaque est une affection mentale qui se manifeste surtout au niveau perceptif par les hallucinations (auditives et visuelles), et au niveau idéatif par le délire. Dans nos villes et cités africaines où les malades mentaux circulent et côtoient le reste de la population, il est possible de rencontrer un sujet paranoïaque qui délire, s'adresse à un groupe d'agresseurs imaginaires, qui le menaceraient et à son tour, il réagit, jette des cailloux en leur direction en vue de les faire fuir. Mais si un observateur avisé regarde dans la direction d'où proviendraient ses agresseurs imaginaires, il ne verra personne. La paranoïa se caractérise entre autres par le sentiment de persécution.

B. Les psychoses organiques

Elles apparaissent à certains moments et sont liées à la dégénérescence de l'organisme. Nous en donnons ici quelques exemples types.

Exemple 1. *La mélancolie involutive* qui apparaît surtout au moment de la ménopause chez la femme. Il y a une profonde dépression, la femme ménopausée souffrant de mélancolie involutive a l'impression de ne plus servir à quelque chose.

Exemple 2. *La psychose présénile* qui survient à l'approche du troisième âge. C'est un affaiblissement de l'intelligence qui apparaît avec le vieillissement.

Exemple 3. *La psychose alcoolique* caractérisée par le délire, l'idée de suicide, la dépression, la diminution des capacités intellectuelles. Elle apparaît chez les alcooliques, voire aussi chez les drogués.

N.B. L'hypocondrie

Ce trouble psychique n'est ni organique, ni fonctionnel. L'hypocondrie définit un type de relation au corps caractérisé par un investissement excessif d'une ou plusieurs parties du corps avec exacerbation des moindres sensations physiologiques (Ph. Jeammet et al., 1993). Le corps lui-même est muet, mais le sujet l'utilise pour exprimer une plainte. Ce qui fait la particularité de l'hypocondrie c'est son caractère insistant que rien ne peut calmer. Le patient hypocondriaque se plaint sans cesse, quel que soit le traitement proposé. Ceci témoigne de l'avidité et de l'insatiabilité qui la sous-entendent, ainsi que de la radicale impuissance de la soulager.

Il faut savoir que supporter cette plainte, sans la rejeter ni faire la surenchère, est souvent le moyen le plus efficace d'en diminuer la portée tout en facilitant au patient de s'ouvrir à d'autres intérêts.

2.4. La notion de caractère

La notion de caractère est étroitement liée à celle de la personnalité. D'après Fouillé, le caractère d'un homme est sa manière relativement une et constante de sentir, de penser, de vouloir ou de réagir d'un individu ou d'un groupe. C'est la marque distinctive d'une personne ou d'un groupe. On parle aussi bien du caractère emporté d'un homme que du caractère flegmatique des Anglais. C'est donc une empreinte durable. Compris dans ce sens le caractère est unique (chaque individu a le sien différent de celui d'un autre) et constant (ne change pas).

Par contre, certains autres auteurs estiment que le caractère se forme et se transforme tout au long de l'existence selon les différentes situations sociales que l'individu va rencontrer, et en particulier les succès et les échecs (M. Temmerman, SD). A ces tendances viendront se greffer des habitudes et des attitudes volontaires ou non. De ce point de vue, le caractère d'un homme peut changer par l'effet de l'éducation et des expériences. Ce débat se poursuit et nous n'avons pas l'ambition de le conclure dans cet ouvrage.

2.5. Classification des caractères

La classification des caractères est une tâche fastidieuse. Elle suppose, pour être réalisée, que l'on connaît des lois psychologiques précises. La difficulté à dresser une typologie des caractères est due au manque de terminologie précise pouvant faire correspondre à un type de caractère unique, un mot unique qui rend exactement compte de ce type de caractère. Le nombre d'adjectifs utilisés pour décrire les caractères est immense. La difficulté évoquée ci-haut provient également de la variabilité des caractères. En effet, si le caractère est la marque distinctive d'un individu, on doit en principe rencontrer autant de types de caractère qu'il y a des hommes. En dépit de ces difficultés, nous avons enregistré des classifications fort appréciables. Nous étudierons la caractérologie sous trois grands aspects :

1) Les typologies tempéramentales,
2) Les typologies morphologiques,
3) Les typologies psychologiques pures ou des propriétés

2.5.1. La caractérologie tempéramentale

Sous cette rubrique, nous présentons deux typologies des caractères : la typologie humorale d'Hippocrate et celle psychobiologique de Léone Bourdel.

A. La classification humorale d'Hippocrate

C'est la plus ancienne classification de caractères, car, elle remonte à Hippocrate (Traité de la nature humaine). Déjà au Ve Siècle, Hippocrate fonda la célèbre école de Cos où il enseignait l'art de diagnostic et l'art de guérir. Hippocrate estimait que le corps humain est un agrégat des matières solides et liquides : si ces derniers sont en équilibre harmonique, l'homme sera en bonne santé ; si au contraire il y a rupture de l'équilibre, il y aura maladies. Ces liquides, Hippocrate les appelle « Humeurs ». Étant donné que le fonctionnement de l'organisme n'est pas le même pour chaque homme, ces liquides auront tendance à voir une humeur dominer les autres et imprimer à l'individu le caractère du liquide (l'humeur) dominant.

Hippocrate retient quatre humeurs (bile, atrabile, sang et lymphe) et répartit le genre humain en quatre tempéraments dérivés de ces humeurs. Il distingue ainsi :

- ***le bilieux*** est un colérique, irritable, agressif. C'est tempérament dit moteur, car il a la forme allongée, maigre, cela n'exclut pas une bonne vitalité. S'il est malade, il souffrira plutôt du foie, des intestins, d'anémie, mais cela ne l'empêche pas de devenir un vieillard à peau parcheminée, au corps sec, au caractère toujours aussi irritable.
- ***L'atrabilaire ou nerveux*** est un mélancolique émotif, introverti, fuyant la société. Son corps est d'apparence fragile, mais son crâne est assez développé. Ses réactions nerveuses étant importantes, il sera souvent angoissé et prédisposé aux troubles nerveux et aux névroses. S'il vieillit, il deviendra volontiers maniaque et encore plus renfermé.
- ***Le sanguin*** est un extraverti qui aime la société, s'y complaît et la recherche. Physiquement il est d'aspect sain et solide : son thorax est large de

même que l'étage moyen de son visage. C'est un homme d'action, un grand travailleur, mais aussi un grand émotif. Il a généralement un bon équilibre psychique, il est bon mangeur et de ce fait, il souffrira des maladies dites des pays riches.

- ***Le lymphatique*** ou flegmatique est un calme, ses réactions tant motrices que mentales sont lentes. Il est très suggestible, car il n'a pas grande volonté. Il sera souvent paresseux. Malade, il se laissera souvent aller et de ce fait, la maladie pourra prendre plus d'extension que chez les autres.

En pratique, on ne rencontre pas que les types purs, il existe aussi des types mixtes allant d'un type à un autre sur une échelle de tempérament.

Cette typologie est reniée par beaucoup d'auteurs contemporains qui la qualifient de trop simpliste. Pourtant, elle a influencé beaucoup les recherches.

2.5.2. La typologie de Léone BOURDEL (1907-1966)

C'est une classification psychobiologique. Selon cet auteur, la psychobiologie est une synthèse de toutes les sciences dont la psychologie a besoin pour connaître l'homme dans sa totalité vivante. La psychobiologie étudie le mode d'adaptation de l'homme à la vie, ce que L. Bourdel appelle « indice biologique » donné par le tempérament en concordance avec le groupe sanguin. Elle définit le tempérament comme « la prédisposition profonde et essentielle qui détermine le mode d'adaptation d'un être à la vie ». Elle croise l'organisme avec le milieu et distingue trois grands types en relation avec le groupe sanguin. On a ainsi :

- *Groupe A : l'Harmonique*. Le caractère harmonique ne s'adapte qu'au milieu avec lequel il se sent en harmonie ; sinon il se renferme, s'éteint.

Physiologiquement, un « rien peut le rendre organiquement malade ; un rien peut le guérir ». C'est son équilibre psychobiologique qui conditionne sa santé. Psychologiquement, il sera tantôt brillant, spontané, tantôt taciturne, renfermé, terne, « adoré des uns, haï des autres », ajoute L. Bourdel.

- *Groupe B : le Rythmique :* le sujet à caractère rythmique ne peut agir que suivant ce qu'il a conçu, décidé. Il ne s'adapte pas aux autres et n'admet pas des objections. Ce sont les autres qui doivent s'adapter à lui. La vérité c'est ce que lui a conçu. Le Rythmique est le plus individualisé, le plus semblable à lui-même. Chez lui, l'organisme a prépondérance sur le milieu. S'il est malade, la maladie est souvent accidentelle ou grave. Le sujet rythmique ne sachant contourner l'obstacle essaie de le briser ou s'y brise lui-même ».
- *Groupe O : le Mélodique :* l'individu au caractère Mélodique est un adaptatif par excellence. Sa souplesse lui permet de s'adapter à toutes les circonstances. Il est sociable et recherche la société. Il contracte les maladies de tout le monde et se soigne à l'aide de médicaments courants. Son adaptation intervient dans tous les domaines.

Comme pour la typologie précédente, il existe, en plus de ces trois types principaux des types secondaires qui viennent se greffer sur le type principal pour le renforcer ou l'adapter.

Exemple :

Harmonique – Rythmique : il s'agit ici du tempérament de chef qui sait se faire aimer, car il est sensible et énergique.

Rythmique – Harmonique : c'est le tempérament de chef, mais d'un chef qui sait se faire craindre à cause de sa volonté intransigeante.

Harmonique – Mélodique : sensible et faible, mais souple dans l'adaptation.

Mélodique – Harmonique : influençable et passif.

Rythmique – Mélodique : rigide quant à ses buts, mais sait tirer profit des circonstances.

Mélodique – Rythmique : s'adaptant, mais utilisant le milieu pour arriver à ses projets.

N.B. Le groupe A B : Harmonique – Mélodique - Rythmique est un sujet inquiet, tourmenté, car il possède simultanément les trois tendances. Il est poussé par l'une ou l'autre de ces tendances contradictoires. Pour cela, il est imprévisible.

L. Bourdel a trouvé que la psychobiologie pouvait s'appliquer en orientation professionnelle ou scolaire, dans le domaine de la sélection, de la qualification et de la promotion des travailleurs. Elle estime aussi que les éducateurs éviteraient beaucoup d'erreurs on connaît le groupe sanguin de ses enfants en même temps que cette classification.

2.5.3. Les typologies morphologiques

Au sujet des classifications morphologiques, les écoles allemande, américaine italienne et française font autorité. Nous présentons ici seulement trois typologies : celle de Kretschmer (école allemande), celle de Sheldon (école américaine) et celle de Viola (école italienne).

A. Typologie de Kretschmer (1878-1964)

L'auteur publie en 1921 une étude intitulée « le corps et le caractère ». Kretschmer découvre, en tant que psychiatre, le lien entre certaines structures mentales et la morphologie des sujets.

Sa classification comprend trois types physiques et deux caractères psychologiques opposés : le cyclothyme et le schizothyme. Les types physiques qu'il a décrits sont :

- *le pycnique :* est trapu, de taille petite ou moyenne, il a tendance à accumuler les tissus adipeux sur le tronc.
  Du point de vue psychologique, Kretschmer accorde au type physique pycnique une constitution *cyclothymique*. Ce caractère a une humeur changeante, oscillant entre la manie et la dépression, la joie et la tristesse. Selon la terminologie de Jung, le cyclothyme est un extraverti, c'est-à-dire tourné vers l'extérieur, subissant le monde ambiant et vibrant avec lui.
- *Le leptosome*se caractérise, à l'opposé du pycnique, par une structure étroite, grêle. C'est le type mince et effilé. Son ossature et ses muscles sont fins. Son visage est triangulaire, son teint souvent pâle.
  Au point de vue psychique, Kretschmer le qualifie de *schizothyme* c'est-à-dire de renfermé, d'introverti. S'il n'est ni gai ni triste dira Kretschmer, il est sérieux. C'est un caractère à humeur stable.
  L'auteur oppose les cyclothymes aux schizothymes du point de vue intellectuel. Il dira que les premiers seront des empiriques attachés aux choses concrètes, des vulgarisateurs, des négociateurs, tandis que les seconds seront tournés vers les idées abstraites, vers les grands principes, et de ce fait

seront des idéalistes, parfois des fanatiques, des despotes et des calculateurs (M. Temmerman, SD).

- *L'athlétique,* aux deux premières structures opposées, Kretschmer ajoute une autre structure, celle qu'il a nommée athlétique. L'athlétique est de taille moyenne ou grande, il a un thorax puissant, un fort développement du squelette osseux, de la musculature, la tête forte et haute, le visage ovale, l'épiderme épais. Il est d'aspect solide.

  Sur le plan psychologique, Kretschmer lui accorde une constitution schizothymique. A ce propos, plusieurs psychologues dont Mohr, Gundlach, Cabot estiment, après de nombreuses études que la constitution athlétique pousserait plutôt à l'extraversion qu'à l'introversion. Ils reconnaissent toutefois qu'à l'état morbide, l'individu est souvent introverti. Ceci laisse supposer que suivant le milieu, l'athlétique aurait une intro ou une extraversion d'adaptation.
- *Les constitutions mixtes :* enfin Kretschmer envisage, à côté des constitutions pures, des constitutions mixtes, c'est-à-dire un mélange de plusieurs caractéristiques et des *structures dysplastiques* qui présentent des anomalies assez fortes.

  Sur le plan psychiatrique, Kretschmer avait constaté que les pycniques accusaient une forte tendance à développer la psychose maniaco-dépressive ; que les leptosomes étaient enclins à développer la schizophrénie. Quant aux athlétiques, ils représentent une forte proportion parmi les épileptiques.

B. Typologie de Sheldon

L'auteur (professeur à l'université de Harvard) publie en 1943 « *varieties of temperament* » qui est une psychologie des différences constitutionnelles. Il avait utilisé la technique de la photographie, le sujet étant photographié sur une même pellicule selon l'angle frontal, latéral et dorsal. Après avoir examiné quatre mille photographies réparties en séries, il conclut à trois somatotypes qui sont :

- *L'endomorphe* qui a des viscères digestifs massifs et les os fins. Son poids spécifique est faible. La constitution endomorphique peut amener le su jet à développer les tissus adipeux, mais pas nécessairement, car un endomorphe peut être maigre, cela dépendra de son régime alimentaire. Son aspect général donne l'impression de mollesse.
- *le mésomorphe.* Chez lui les os, les tissus conjonctifs et les muscles sont importants. Ceci amène un poids spécifique élevé. Sa peau est relativement épaisse, les pores assez dilatés.
- *L'ectomorphe.* Le corps de l'ectomorphe présente un aspect fragile et linéaire ; on observe un aplatissement de la poitrine et une délicatesse de tout le corps. Les os et les muscles sont fins, les viscères peu développés. On note chez lui la prédominance du système nerveux qui, du reste n'est pas protégé.

L'étude de Sheldon présente l'intérêt d'établir un type psychologique lié à chaque somatotype. L'auteur a procédé au calcul des corrélations entre les dimensions, et notamment une table très remarquable montrant, sur 200 sujets pour lesquels les six composantes ont été estimées, que seulement trois des intercorrélations sont positives. Ainsi nous avons le viscérotonique, le somatotonique et le cérébrotonique liés respectivement l'un à l'endomorphisme (avec .79), l'autre au mésomorphisme (avec .82), et le dernier à l'ectomorphisme (avec .83) (M. Reuchlin, 1969 : 126).

• *Le viscérotonique* à l'état pur a une attitude générale de relaxation, de mollesse. Il est sociable, jovial, aime le confort ; le bien-être semble être le but principal de son existence. La fonction digestive oriente en partie ses motivations. Il aimera les plaisirs de la table où on se retrouve en société et où il pourra donner libre cours à sa verve oratoire et à ses plaisanteries. Il aime dormir et son sommeil est généralement profond. Sa caractéristique principale est donc l'assimilation dans tous les domaines, tant digestif, intellectuel que social.

• *Le somatotonique,* il est entraîné par sa structure morphologique à rechercher l'activité musculaire. Étant énergique, il ressent fortement le besoin d'exercice ; courageux, il manifeste de l'agressivité dans les compétitions. Pouvoirs et actions sont les buts essentiels de sa vie. Son sommeil sera lourd, mais dès l'éveil, il déploiera son activité.

• Il est généralement bruyant, il sera un grand mangeur, mais il peut se priver de la nourriture le cas échéant.

• Au point de vue psychologique, le somatotonique pourra manifester une grande insensibilité. Il fait l'étoffe des grands concurrents de l'histoire.

• *Le cérébrotonique* est un sujet caractérisé par la retenue, aussi bien dans la parole que dans ses mouvements. Il recherche la solitude, déteste la foule. Il a un tempérament anxieux, une activité mentale toujours en éveil et une quasi-impossibilité de relaxation. C'est pour cela qu'il souffre souvent d'insomnie chronique ; s'il dort, il a de grosses difficultés à se réveiller. Timide, il cache ses sentiments en les contrôlant. En résumé, le cérébrotonique est un hypernerveux, toujours sur le qui-vive, attentif à tout…

En dépit des ambiguïtés qu'elle laisse planer particulièrement sur la méthodologie, la typologie de Sheldon a été largement citée et utilisée en psychologie et dans bien d'autres domaines.

C. Typologie de VIOLA (école italienne)

Cet auteur fonde sa classification sur l'anthropométrie soutenant que les données anthropométriques doivent être élaborées suivant les directives de la statistique qui permet de situer l'écart individuel par rapport à la moyenne du groupe auquel le sujet appartient. Il distingue :

Un normotype qui est un type ou un homme moyen.

Un brachytype mégalosplanchnique, un type gros, à prépondérance du volume du tronc par rapport à la longueur de ses membres.

Un longitype microsplanchnique, un type mince chez lequel il y a prépondérance relative de la longueur des membres sur le volume du tronc et de la partie viscérale. Ce type est tourné vers la vie de relation, le brachytype vers la vie végétative. Du point de vue psychologique, le brachytype a une bonne vitalité et de l'énergie, tandis que le longitype affiche une plus grande fatigabilité nerveuse et cérébrale et une tendance à se replier sur lui-même.

2.5.4. Typologies psychologiques pures ou des propriétés

Pourquoi appelle-t-on cette classification « des propriétés » ? C'est parce que les propriétés sont des différents points, éléments ou traits de caractère qui apparaissent dans le comportement d'un individu. Ces traits de caractère apparaissent avec une certaine régularité permettant de définir des types de caractères différents.

A. Typologie de Carl Gustave JUNG

Jung considère comme critère les rapports de l'individu avec le monde extérieur. C'est ainsi qu'il distingue deux types principaux de caractères : les introvertis et les extravertis.

L'introverti (type subjectif) est un caractère d'un individu tourné vers l'intérieur, replié sur lui-même affichant des réactions de retrait.

L'extraverti est, quant à lui, tourné vers le monde extérieur. C'est un type objectif, dira A. Binet.

D'après C.G. Jung, ces deux traits caractériels prennent leur racine dans un conflit entre le conscient et l'inconscient.

B. Typologie de Heymans et Wiersma améliorée en France par R. Le Senne.

Les deux premiers auteurs hollandais ont mis au point, entre 1906 et 1918 (M. Temmerrman, SD : 26) un système d'enquêtes biographiques, afin de déceler les items caractériels principaux. A partir de ce système, René Le Senne (Traité de caractérologie, 1945) mettra en évidence trois critères de base : l'émotivité, l'activité et le retentissement sur le champ de conscience qui se subdivise en primarité et en secondarité selon le cas.

Que signifient émotivité, activité, primarité et secondarité ?

- *Emotivité (E)*

Un individu émotif est celui qui se laisse ébranler par des événements d'importance minime. L'émotivité est donc la capacité individuelle à répondre à une émotion-choc par un ébranlement psychologique de plus ou moins grande intensité. Elle est liée à la charge nerveuse du sujet.

- *Activité (A)*

L'activité est une disposition innée qui porte le sujet à l'action. Le sujet actif a besoin d'agir sans qu'il y ait un stimulant comme c'est le cas de l'émotion. Par contre, le sujet inactif agit parce qu'il y est forcé.

- *Primarité et secondarité (P ou S)*

Le type primaire est un individu qui réagit émotionnellement et activement à un stimulus, mais abandonne aussitôt sa réaction dès que son émotion est passée. Le primaire a un retentissement immédiat, mais éphémère des événements psychologiques sur son champ de conscience et masque les données anciennes. Le sujet primaire aime le changement, pardonne facilement, mais il est aussi peu reconnaissant.

Le type secondaire subit quant à lui connaît un retentissement plus ou prolongé dans son psychisme, même lorsque la cause de l'émotion a disparu. Il est attaché aux traditions. Son présent est toujours chargé du passé. Il rumine volontiers ses états de conscience antérieurs. Il est réfléchi et fidèle à ses amitiés. Plus organisé et moins souple, il est un rancunier constant.

Pour René Le Senne, c'est la proportion relative de ces trois critères qui détermine un type de caractère. Voici comment se présentent les huit combinaisons qui découlent de cette opération :

EAP : Emotif, Actif, Primaire : Colérique, actif et exubérant, irrité.
EAS : Emotif, Actif, Secondaire : Passionné, dynamique et réfléchi.
EnAP : Emotif, non Actif, Primaire : Nerveux, fantaisiste.
EnAS : Emotif, non Actif, Secondaire : Sentimental, vulnérable.
nEAP : non Emotif, Actif, Primaire : Sanguin, positif, sociable.

nEAS : non Emotif, Actif, Secondaire : Flegmatique, digne et cérémonieux.
nEnAP : non Emotif, non Actif, Primaire : Amorphe, nonchalant.
nEnAS : non Emotif, non Actif, Secondaire : Apathique, indifférent.

Il existe aussi une typologie de caractères dite psychanalytique. Celle-ci se réfère aux phases de développement de la sexualité chez l'enfant. S. Freud et ses disciples admettent que pendant les trois premières années de son enfance, l'être humain développe une vie affective et sexuelle dont les pôles sont des parties du corps par l'excitation desquelles naît un sentiment de plaisir.

Selon cette logique, la fixation à un stade de développement de la sexualité détermine dans la suite la conduite générale de l'adulte. Elle peut déterminer également les anomalies de comportement sexuel.

Il s'agit du stade oral, du stade anal et du stade phallique dont question au premier chapitre. Pour illustrer ce point de vue, les psychanalystes voient dans la fixation au stade anal l'origine des comportements adultes tels que la manie excessive de l'ordre, le sentiment outrancier du devoir, la méfiance, l'autoritarisme, la parcimonie, ou à l'opposé, des traits négatifs tels que : se complaire dans la saleté, le désordre, le refus de toute discipline, la prodigalité.

Troisième chapitre
La psychosomatique

Objectifs pédagogiques

Au terme de ce chapitre, le lecteur sera capable de :

- Définir et expliquer le concept psychosomatique dans toutes ses implications ;
- Mettre en relation les différentes conceptions de la psychosomatique avec le développement de la psychologie médicale ;
- Montrer comment le corps est un support de la relation ;
- Énumérer les différents modes d'expressions de l'angoisse ;
- Détecter le comportement dit de stress et son rôle pathogène ;
- Identifier un type d'organisation psychique qui rend le sujet plus vulnérable devant le risque de maladie somatique.

Plan sommaire du chapitre

3.1. Notion de psychosomatique ;
3.2. Le corps, support de la relation ;
3.3. Historique de la pensée psychosomatique ;
3.4. Études des physiologistes sur l'angoisse et sur le stress ;

3.5. Approches psychologiques des troubles psychosomatiques
3.6. L'enfant et les maladies psychosomatiques.

Ce passage de l'ouvrage de H. Harel-Biraud (2007) suscite une réflexion introductive à la psychosomatique : « *A côté d'un corps-objet, d'un corps-machine, il y a un corps intelligible et un corps subjectif, un corps fantasmé et un corps-expérience, un corps qui, peut-être, choisit à sa façon la maladie et l'organe dans lequel cette maladie se déroulera, choisit aussi la vie ou la mort. Le corps peut être le lieu de somatisation des conflits,de résistance et d'opposition au changement. Il peut être lieu de transformation et de bien-être* ».

En pratique, la médecine doit retrouver sa véritable vocation de contribuer au bien-être des hommes et des groupes sociaux plutôt que de soigner seulement des maladies. La psychosomatique est considérée aujourd'hui comme un terrain de rencontre privilégié entre soignants de formations diverses ; à la fois lieu d'échange entre praticiens et lieu d'une reconnaissance mutuelle entre spécialistes.

C'est ainsi que les somaticiens sont conduits à tenir compte de plus en plus du fait qu'un corps, sain ou malade, est toujours un corps en relation avec le milieu environnant, traversé d'émotions, animé de mouvements affectifs et que les « psychiatres », « psychologues » ou « psychanalystes » sont amenés à voir dans le fonctionnement somatique et dans ses dérèglements une donnée constamment intriquée à la vie de l'esprit et indissociable de la notion de l'équilibre psychique de l'individu (Ph. Jeammet et al., 1993).

L'introduction dans cet ouvrage des notions sur les conditions dans lesquelles une souffrance peut s'exprimer dans ou à travers le corps, suggère à l'étudiant ou à tout autre lecteur l'intérêt de s'appuyer sur la biographie d'un patient et sur la connaissance de son organisation psychique pour parvenir à une appréhension plus globale de sa maladie. C'est ce que Ph. Jeammet et al. (1993) résument comme suit : « Mieux comprendre pour être plus efficace sur le mal, mais aussi pour assurer un meilleur avenir et une meilleure prévention ».

3.1. Notion de psychosomatique

Citant G.W. Groddeck, un psychiatre allemand, H. Harel-Biraud écrit : « l'histoire personnelle du patient, les événements qu'il a vécus, les conflits qu'il traverse ont un retentissement affectif tel que le corps exprime une souffrance. Cette théorie prend également en compte l'environnement social, culturel, relationnel du patient.

On définit classiquement la psychosomatique comme tout trouble somatique qui comporte dans son déterminisme un facteur psychologique intervenant, non pas de façon contingente, comme cela peut survenir dans n'importante quelle affection, mais par une contribution essentielle à la genèse de la maladie. A partir de cette définition de base, la délimitation exacte du champ de la pathologie psychosomatique relève de conventions.

* Au sens strict, rentre dans la psychosomatique tout trouble qui s'accompagne d'altérations anatomo-cliniques ou biologiques objectivables. C'est ici qu'il faut citer l'asthme bronchique.
* Au sens moins strict, on englobe dans la pathologie psychosomatique des manifestations pathologiques purement fonctionnelles, sans lésion organique, résultant du dérèglement de certaines fonctions vitales. Certaines constipations chroniques et certaines hypertensions artérielles labiles sont citées en exemples.

* Par ailleurs, on assimile à la pathologie psychosomatique l'expression psychosomatique des émotions telle que l'angoisse, ou les manifestations somatiques des dérèglements de l'humeur comme la dépression, de violents maux de tête qui surviennent à la suite d'une grande colère.
* Enfin, certains auteurs englobent dans la psychosomatique les conséquences somatiques de certains troubles des conduites instinctuelles ou du comportement : alcoolisme, tabagisme ou toxicomanies proprement dites, restriction alimentaire volontaire, rétentions sphinctériennes sans substratum organique, accidents et traumatismes physiques propres à certains styles de vie.

3.2. Le corps, support de la relation

Dans les sciences humaines, le corps est fondamentalement le support de la relation à soi-même et à l'environnement. Il est pour chaque individu le support de son sentiment d'exister. H. Harel-Biraud (2007) postule qu'il est le lieu d'investissement de l'amour parental et donc d'investissement narcissique : le corps aimé des autres, permettra à chacun de s'aimer lui-même. Comme il est intimement lié au psychisme par les émotions, le corps exprime par les symptômes le malaise ressenti par ce psychisme. Il est également le lieu d'expression de l'angoisse (hypocondrie) ; il est enfin lié à l'environnement, et dans celui-ci, à d'autres personnes.

Du point de vue purement psychanalytique, le corps a été corps de plaisir dans les différents stades oral, anal, phallique et génital. Il a été lié à l'autre sur un mode particulier. L'identité d'une personne se construit par rapport à l'autre (quand un sujet parle de soi, il se pointe du doigt et quand il parle de l'autre, il le pointe du doigt ou du regard c'est-à-dire il désigne le corps du sujet concerné.

Ainsi, dans la relation des soins, deux corps sont face à face, même si cette relation n'est pas symétrique (l'un des corps est pris en charge par l'autre. Celui qui est pris en charge devient corps-objet de soins, de l'expérimentation des techniques, corps-machine, corps enveloppe… Pour les partenaires de la relation des soins, celle-ci passe par le visage : le sourire, le geste, l'attitude, tout ce qui touche l'autre du point de vue sensoriel : regard, odeur, contact…

Le personnel soignant sait lire, déchiffrer et interpréter les signes qui traduisent l'état physique, émotionnel et moral d'un malade. De même, sans sacrifier la fermeté, une certaine distance et la discrétion, le personnel soignant peut utiliser son corps pour communiquer par un geste, une caresse de la main. Le malade peut se sentir rasséréné, pacifié, rassuré, pris en charge s'il constate que ses soignants exécutent les gestes qui le soignent ou tout au moins ils se tiennent disponibles auprès de lui.

3.3. Historique de la pensée psychosomatique en médecine

La conception psychosomatique remonte à des temps anciens. Le débat vient des premiers médecins grecs Hippocrate et Galien qui ont animé deux courants opposés, mais complémentaires dans l'antiquité. Ph. Jeammet et al (1993), résument l'essentiel de ces deux courants. Le premier est illustré par Hippocrate et l'école de Cos et le second par Galien et l'école de Cnide.

L'école de Cos avec Hippocrate : Pour cette école,

- C'est la conception selon laquelle la médecine a pour objet l'homme malade dans sa totalité ;

- Elle tient compte du tempérament du malade et de son histoire ;
- La maladie est conçue comme une réaction globale de l'individu impliquant son corps et son esprit à une perturbation externe ou interne ;
- L'intervention thérapeutique doit rétablir l'harmonie perdue de l'homme avec son milieu et avec lui-même ;
- Il s'agit donc là d'une conception résolument synthétique et dynamique qui préfigure l'approche psychosomatique moderne ;

L'école de Cnide avec Galien :

- Ce courant repose sur la notion de maladie à laquelle est conférée une existence autonome ;
- L'origine de la maladie est authentifiée dans une lésion anatomo-clinique ;
- Cette tendance triomphe à l'ère pasteurienne avec la recherche d'une étiologie spécifique sous la forme d'un agent pathogène ;
- L'intervention médicale consiste à localiser le mal dans le corps et si possible à l'extirper ;

Il s'agit donc là d'une conception positiviste et mécaniste.

Il convient de souligner ici que la psychologie médicale tire sa légitimité de la conception synthétique et dynamique développée par Hippocrate et l'école de Cos.

En fait, les termes « psycho-somatique » et « somato-psychique » renvoient à la conception dualiste de l'homme et l'influence d'une composante sur l'autre. C'est avec l'intervention de la psychanalyse comme méthode d'investigation, théorie de la personnalité et instrument thérapeutique qu'une conception moniste s'affirme à nouveau dans le champ de la médecine. S. Freud s'est montré soucieux de souligner l'intrication et l'ancrage du psychisme dans le biologique, notamment à travers sa théorie des pulsions…

3.4. Les études des physiologistes

Les études conduites par les physiologistes sur l'angoisse et sur le stress ont eu pour objectif de décrire le support physiologique sous-jacent au lien psycho-somatique. Un tel objectif implique absolument une référence théorique à un dualisme psyché – soma. En dépit des difficultés d'une telle approche, cette perspective offre plusieurs intérêts :

- Elle permet d'abord une meilleure connaissance du fonctionnement organique et de ses perturbations. Il s'agit ici de l'intérêt scientifique ;
- Certains schémas physiologiques peuvent être utilisés par le thérapeute pour illustrer devant un malade certaines réactions corporelles élémentaires. Cette médiation peut ainsi amener certains patients à reconnaître l'implication de leur vie affective dans la genèse de leurs maladies. Il s'agit ici d'un intérêt pédagogique ;
- Enfin les modèles physiologiques sous-tendent certaines formes de traitement : l'appoint médicamenteux psychotrope ou à visée neurovégétative, la relaxation et différentes autres techniques de type comportemental.

3.4.1. L'étude sur l'angoisse

On peut définir l'angoisse comme le vécu corporel de l'anxiété. Les termes angoisse et anxiété désignent un sentiment pénible d'attente ou une peur sans objet. Ils constituent un état affectif douloureux déclenché par un danger imaginaire.

Les manifestations physiologiques qui accompagnent l'angoisse comportent une modification d'une ou de plusieurs fonctions végétatives telles que l'accélération du rythme cardiaque, la perturbation du transit intestinal pouvant se traduire par la diarrhée, les variations des secrétions sudorales, salivaires ou gastriques, etc. Ces concomitants physiques de l'angoisse ne donnent pas automatiquement lieu à une perception consciente. L'angoisse est avant tout un phénomène à caractère subjectif même si elle s'exprime sur le corps.

Que l'anxiété s'exprime à un niveau mental, somatique ou mixte, que les concomitants physiologiques soient plus ou moins riches ou expressifs, cela dépendra d'un certain nombre de facteurs, à savoir : une prédisposition génétique et des réactions réflexes influencées par le conditionnement, mais aussi les éléments d'ordre culturel et social. L'autorisation à ressentir et à exprimer ses émotions dans son corps est, en effet, une donnée fondamentalement liée aux modèles éducatifs et aux conditions d'apprentissage propres à chaque culture. En Afrique, il est plus courant de voir une personne pleurer, à haute voix et dans la rue, la mort d'un être cher, spectacle peu ordinaire en Europe occidentale.

Toute personne possède un seuil de tolérance à l'inconnu et au sentiment de manque, corrélatifs de l'angoisse, au-delà duquel ses repères identificatoires seront ébranlés. Déjà, éprouver un malaise physique, c'est en quelque sorte convertir l'angoisse d'un niveau purement idéique, à un niveau plus concret.

3.4.2. La notion de stress

Le terme stress vient du mot anglais « *distress* » qui veut dire « détresse ». La première syllabe du mot anglais est tombée pour laisser le terme stress qui a pris une connotation de violence, de tension ou de contrainte. C'est dans ce sens que Jeammet Ph. et al, (1993) ont défini le stress comme toute agression de l'organisme d'origine interne ou externe venant troubler l'équilibre homéostatique.

Dans son ouvrage intitulé *« le stress de la vie », H Selye* écrit : « la vie n'est rien d'autre qu'un processus permanent d'adaptation aux circonstances dans lesquelles nous vivons ; et le secret du bonheur réside dans l'heureuse adaptation aux conditions constamment changeantes de notre environnement. La maladie, le vieillissement prématuré sont bien souvent la conséquence d'une adaptation mauvaise ou excessive ». Le stress est la réponse non spécifique à toute demande qui lui est faite. La réponse est dite non spécifique parce que, quel que soit le type de stress (psychologique, physiologique ou sensoriel), l'organisme va répondre de la même manière. La réponse au stress va toujours être biologique et se manifester par un certain nombre de modifications organiques, toujours les mêmes. Comme pour l'angoisse, les manifestations physiologiques sont cardiaques, hypertension, hypotension, transpiration, hémoconcentration, etc. H. Selye qui a étudié systématiquement le stress décrit l'ensemble de ces réactions physiologiques au stress sous le terme de Syndrome Général d'Adaptation (SGA en sigle).

Le stress peut être physique : bruit qui provoque dépressions, accidents et même meurtres ; maladie, malnutrition, excitants, hyperactivité. Il peut être émotionnel : chômage, faillite, promotion, surmenage, deuil, mise à la retraite, mésentente conjugale, divorce, échec, etc.

Pour Selye, le stress se déroulerait selon trois phases qui sont :

- *Une phase d'alarme ou de choc* comportant un certain degré de surprise, entraînant une perte de contrôle, une paralysie de l'activité.

- *Une phase d'adaptation ou de résistance* au cours de laquelle les défenses s'organisent au-dessus du niveau physiologique normal. Si cet état se prolonge, on peut assister à l'apparition des lésions organiques, à l'effondrement des défenses immunitaires, à l'incapacité de l'individu de supporter un nouveau stress. C'est ici l'occasion de rappeler l'histoire d'une mère d'un GI américain qui a appris la disparition de son fils au Viêt Nam, et qui, quelques semaines après que son fils ait été retrouvé vivant, s'effondre à l'annonce de cette nouvelle et meurt d'une crise cardiaque.
- *Une phase d'épuisement* lorsque les défenses de l'organisme sont submergées. Lorsque le stress devient chronique, les troubles physiologiques et psychologiques s'installent, la capacité de résistance s'épuise et la maladie se manifeste.

Le stress tout comme l'angoisse sont des stimuli qui peuvent déclencher un même ensemble de modifications comportant par exemple une activation de l'axe hypophyso-surrénalien. Les effets périphériques en sont cependant variables selon les individus. L'altération du fonctionnement de tel organe ou bien la survenue d'une lésion anatomique au niveau d'un organe dépend de la vulnérabilité de cet organe. C'est pour cette raison que le stress peut provoquer une hémorragie interne au niveau du cœur chez un individu, mais au niveau du cerveau chez un autre.

On retiendra donc des travaux des physiologistes les idées suivantes :

1) De nombreux troubles somatiques peuvent être rapportés à une perturbation de la régulation émotionnelle. Parmi les émotions à expression somatique, l'angoisse et ses dérivés jouent un rôle fondamental.

2) Les manifestations somatiques de l'angoisse ou du stress concernent certains organes préférentiellement à d'autres. Ceci offre des pistes privilégiées de diagnostic des troubles psychosomatiques. En effet, les organes dont le fonctionnement est souvent altéré par la survenue des émotions constituent des pistes d'hypothèses fiables. En d'autres termes, l'organe qui subit l'altération consécutive à un stress ou à une angoisse s'exposerait à développer une maladie psychosomatique. Il s'agit donc là d'une hypothèse qui appelle une recherche approfondie.

3) Lorsque les réponses comportementales dont dispose l'individu s'avèrent inopérantes devant une nouvelle situation de contrainte, ou lorsqu'elles sont bloquées, l'organisme se trouve dans un état d'inhibition motrice dont la persistance peut avoir un rôle pathogène pour le corps.

3.5. Les approches psychologiques des troubles psychosomatiques

Ces méthodes cherchent à mettre en relation un type caractériel avec un type de maladie. Mais cette démarche ne se vérifie pas dans tous les cas, car un grand nombre de facteurs entrent en jeu dans le déclenchement d'une maladie. L'approche psychologique s'est faite en quatre directions principales :

1) Définir des « profils psychosomatiques » caractéristiques de certaines grandes entités anatomo-cliniques. C'est le courant développé par Alexander, Dunbar et l'école de Chicago qui avait cette visée.

2) L'école de Paris, avec des perspectives moins ambitieuses et plus unitaires et compréhensives a essayé de définir, non pas des modèles de fonctionnement spécifiques, mais *un type plus général d'organisation psychique propre à favoriser la somatisation des affects.*
3) Définir la nature du lien entre les conflits à l'origine d'une désorganisation somatique ou les représentations fantasmatiques propres à un malade et les symptômes somatiques présentés au cours d'une maladie.
4) Certains auteurs se sont particulièrement intéressés à la psychogenèse d'une vulnérabilité somatique, et au rôle des relations mère-enfant précoces ou des attitudes affectives et éducatives adoptées par des personnages nourriciers, dans la constitution d'une prédisposition à tel type de maladie.

Exemple des cas d'hypertension et de l'ulcère avec Alexander, Dunbar et Saül. Ils sont les premiers à souligner combien les hypertendus sont partagés entre deux tendances contradictoires : d'une part, un besoin de passivité et de dépendance vécu comme infériorisant et humiliant, inacceptable par le sujet ; d'autre part, un comportement réactionnel visant à la maîtrise des situations, à la domination et à l'autonomie. De tels patients se présentent souvent sous une apparence calme, voire une hostilité à l'égard de l'entourage. La maîtrise de soi est généralement la conséquence d'une détermination consciente de réprimer leurs affects, notamment leur dépendance à autrui. Leur affirmation de soi, leur compétitivité, leur combativité les poussent à rechercher des responsabilités et à s'engager dans une activité permanente, voire une hyperactivité (Ph. Jeammet et al, 1993).

On retrouve dans les descriptions de l'*ulcéreux* chez Alexander de nombreuses caractéristiques déjà évoquées pour les affections cardio-vasculaires. La plupart des études montrent des tendances orales frustrées et d'intenses besoins de dépendance et de protection de l'ulcéreux, tantôt réprimé et tenu à distance par une hyperactivité et un comportement ambitieux et compétitif, tantôt compensé par les satisfactions trouvées dans les relations familiales ou conjugales (Ph. Jeammet et al, 1993).

3.6. L'enfant et les maladies psychosomatiques.

L'enfance est véritablement l'« âge d'or de la psychosomatique ». C'est aussi un terrain d'investigation quasi-expérimental pour les chercheurs, car, c'est l'époque de la vie qui se prête le mieux à des observations longitudinales de type éthologique, sur l'interaction entre l'enfant et son environnement.

Sans entrer dans les détails, on retiendra de l'étude des manifestations psychosomatiques chez l'enfant les éléments suivants :

- L'absence des moyens de communication verbale, l'immaturité motrice, et l'état de profonde dépendance à autrui, propre au nourrisson, le prédisposent tout particulièrement à exprimer ses affects à travers son corps.
- Plusieurs fonctions corporelles peuvent réagir préférentiellement à un vécu conflictuel, selon le stade du développement affectif et psychomoteur du nourrisson.
- Quelles que soient les prédispositions biologiques éventuellement associées, les troubles psychosomatiques précoces ne peuvent se comprendre qu'en tenant compte du fonctionnement de la dyade mère-enfant.

- Dans de nombreux cas, on a décrit l'existence d'une sollicitude anxieuse chez la mère qui s'avère maladroite dans l'exercice adéquat de son rôle de « pare-excitation », qu'elle soit insuffisamment sécurisante, ou « trop bonne » et hyper-protectrice (Ph. Jeammet et al.).

A la fin de ce survol des principales théories et de certains travaux sur la pathologie psychosomatique, bon nombre de questions restent ouvertes. L'on notera cependant que la saisie plus explicite des voies par lesquelles le psychisme influe sur la santé d'un individu, ne conduit pas nécessairement à une action efficace sur cette source supplémentaire de souffrance que peut être la vie psychique. Jeammet souligne à ce sujet qu'il existe une inégalité foncière de l'homme devant la maladie, non seulement du fait de la confrontation contingente, donc imprévisible, mais aussi du fait des « failles » indéniables dans l'organisation de l'édifice psychosomatique propre à chaque individu.

Quatrième chapitre
Le malade et sa maladie

Objectifs pédagogiques

Au terme de ce chapitre, le lecteur : étudiant, professionnel ou autre sera capable de :

- Démontrer comment la conception de la santé et de la maladie dont sont porteurs un individu ou une société influence la nature de leur demande médicale.
- Énumérer et expliquer les différentes conceptions de la maladie et de la santé.
- Donner les motivations de la résistance aux maladies.
- Relever les effets psychologiques de la maladie.
- Déceler les offres du malade.
- Citer et expliquer les principales réactions du malade aux effets psychologiques et le rôle ou l'influence d'un membre de l'équipe soignante sur ces réactions.
- Situer le rôle de l'entourage du malade.
- Expliquer les réactions du malade devant la perspective de la mort.

Plan sommaire des matières

4.1. Les conceptions culturelles de la maladie et de la santé.
4.2. L'entrée dans la maladie.
4.3. La résistance à la maladie.
4.4. L'accueil à la maladie.
4.5. Les effets psychologiques de la maladie.
4.6. L'entourage du malade.
4.7. Le malade et la perspective de la mort.
4.8. Conceptions culturelles de la maladie et de la santé

Il existe une relation intime du malade avec la maladie. Celle-ci peut se traduire par ce que nous convenons d'appeler « *complicité du malade avec sa maladie* ». Cette même relation s'exprimera et s'organisera en fonction de la personnalité et des croyances du malade bien sûr, mais aussi des représentations de la maladie qu'il se sera forgées sous l'influence de la culture à laquelle il appartient.

La conception qu'un individu s'est forgée de la maladie dans une culture donnée nous intéresse dans la mesure où elle influence les décisions du malade ou de son entourage en ce qui concerne le choix du mode de traitement ou du thérapeute lui-même.

Chaque société s'étant donné une représentation de la maladie et de la santé, nous les structurons en trois courants de la manière suivante : la conception bantoue, la conception judéo-chrétienne et la conception scientifique moderne.

a) *La conception bantoue de la maladie.* Les bantous en effet sont considérés à juste titre comme profondément religieux. Ils considèrent la maladie comme :

- *Artifice de sorcier c'est*-à-dire comme action, influence qui semble magique ;

- *Possession démoniaque ou* effet des mauvais esprits *;*
- *Punition infligée à un individu pour avoir transgressé la coutume ou tout autre interdit* ;
- *Effet de l'introduction dans l'organisme du malade d'un corps étranger pathogène et mortifère par un mécanisme mystérieux.*

La démarche thérapeutique procède logiquement de cette conception, à savoir : déceler les causes occultes de la maladie en consultant un devin (voyant) ou en organisant une palabre familiale ; réparer la faute commise ou confier le malade à un chaman censé détenir le pouvoir d'exorciser ou de délivrer le malade de l'emprise occulte ou extirper le corps étranger ; et enfin, soumettre le malade à un traitement par les moyens matériels tels que les plantes médicinales.

Le recours alternatif à l'exorcisme et aux plantes ayant des propriétés curatives ou supposées telles montre à suffisance la coexistence de deux conceptions: de la causation occulte et de la causation physique qui considère que la maladie possède une existence autonome.

b) La conception judéo-chrétienne de la maladie. Les juifs monothéistes et même les chrétiens considéraient la maladie comme sanction divine contre le péché ou comme résultant de la colère de Dieu à la suite de leur désobéissance. Il convient également de souligner la conception de la maladie-possession dont témoignent de nombreuses guérisons à travers les écritures saintes.

La démarche thérapeutique consiste à reconnaître son ou ses péché(s) ou confesser, se repentir et se présenter auprès des anciens qui prient pour le malade en imposant les mains et le malade est guéri.

c) La conception scientifique moderne de la maladie : elle regroupe la conception ontologique de la maladie qui lui confère une existence autonome. Le développement des sciences biologiques et particulièrement la découverte des microbes par L. Pasteur n'a fait que renforcer cette vision en lui donnant un cachet scientifique. Dans cette catégorie, on retrouve le courant qui considère la maladie comme une réaction globale, de l'organisme et de l'individu dans leur totalité, à une perturbation de leur équilibre. C'est Hippocrate et l'école de Cos qui ont illustré le mieux cette conception. Pour eux, la nature est équilibre et harmonie. La maladie reflète la rupture de cet équilibre et traduit déjà un effort de guérison de l'organisme. Ici les facteurs externes ne sont que des occasions pour le déséquilibre interne de se manifester, les occasions ne pouvant être des causes. La maladie y est à la fois expression du tempérament, ou d'une façon plus actuelle, de la personnalité, et déjà effort d'adaptation (Ph. Jeammet et al.).

Au demeurant, les deux courants que nous venons de présenter en une seule conception sont en fait complémentaires. Ils ne s'excluent nullement, car ce sont eux qui fondent la pratique médicale moderne.

4.1. L'entrée dans la maladie

La maladie est une atteinte, une altération organique ou fonctionnelle, considérée dans son évolution et comme une entité définissable. Entendue dans ce sens, la maladie peut également être définie de trois manières différentes :

- Un certain état du corps ;
- Une certaine interprétation de l'organisme ;
- Un certain état de conscience.

Sous l'angle psychologique, la maladie est perçue comme un état négatif. La conscience de la santé s'exprime dans un sentiment d'assurance, celle de la maladie elle, est faite d'une part de la souffrance, d'autre part d'un sentiment de faiblesse. Ce qui est essentiel dans cet état c'est l'anxiété, la possibilité de complication, c'est la présence de nouvelles menaces de souffrance et peut-être même de mort.

Entrer dans la maladie c'est accepter qu'on soit malade et aller consulter. Le diagnostic et le pronostic du médecin auront deux effets contradictoires selon le cas : - ils constituent un danger dans la mesure où ils confirment l'état de la maladie ; ils sont un espoir, car seul le médecin est capable d'apporter une aide. Suivant la signification de ce conflit, le malade acceptera ou refusera la possibilité d'entrer dans la maladie, c'est-à-dire viendra ou non consulter le médecin.

4.2. Résistance à la maladie

Nous envisageons ici le cas du sujet conscient qui résiste à la maladie, soit que devant une indisposition, il se refuse à consulter, soit qu'il interrompt le traitement déjà en cours. Quelles sont les motivations qui expliquent le phénomène de résistance à la maladie ? Ces motivations peuvent être analysées sous quatre principaux aspects :

(1) La résistance à sa propre faiblesse : selon cette logique, accepter la maladie est, d'un certain point de vue, le chemin de la facilité. Résister à la maladie est en même temps se démontrer à soi-même sa force et sa personnalité. L'importance de ce mécanisme dépend du système de valeurs du milieu auquel appartient le sujet. Dans les milieux ruraux par exemple, la résistance à la maladie est comparable à la résistance à la fatigue ou à la douleur du type physique, endurance au travail…

D'autre part, plus un sujet a un statut social élevé, c'est-à-dire, plus il assume des responsabilités, plus sa résistance à la maladie est forte. Ce constat est lié au fait que la maladie est perçue comme un signe de faiblesse en contradiction avec le statut occupé et le rôle assumé.

(2) L'optimisme : certains sujets refusent d'accepter la maladie puisqu'ils surestiment la possibilité de guérir rapidement. Cette attitude peut revêtir un caractère mental morbide lorsqu'elle se manifeste chez un sujet présentant une affection objectivement grave.

(3) La crainte du diagnostic et du traitement : l'acceptation de la maladie entraîne celle de l'autorité du médecin et celle du traitement qui sera imposé. Le sujet ressent une crainte de tout ce que cela représente d'inconnu et de menaçant. Certains redoutent la possibilité de l'annonce d'un diagnostic fatal ou encore le mode de traitement (crainte des injections et/ou de l'hospitalisation).

(4) Autres motivations : Celles-ci sont variées. Les unes se rapportent aux facteurs économiques, les autres aux convictions religieuses, les autres encore à l'ignorance et les autres enfin au manque de confiance au personnel soignant.

S'agissant *des facteurs économiques*, notons que le coût élevé des soins médicaux confronté à la pauvreté conduit naturellement à la résistance à la maladie telle qu'elle a été définie plus haut.

Quant *aux convictions religieuses*, les motivations peuvent revêtir un aspect d'adhésion à une religion, dont les membres, soit nient l'existence de la maladie, soit la considèrent comme la conséquence du péché. Dans tous les cas, les adeptes sont affermis par la foi en Dieu qui guérit, foi consolidée par des situations vécues et par de nombreux témoignages et par les écritures.

D'autres sujets refusent de consulter puisqu'*ils doutent de la compétence du personnel soignant.* En effet, si les nouvelles en provenance de l'hôpital sont alarmantes mettant en cause la compétence de l'un ou l'autre membre de l'équipe soignante, le doute s'installe chez les malades entraînant le comportement de résistance. D'autres sujets enfin *manquent d'informations sur leur situation et sur les procédures et les opportunités.*

4.3. L'accueil à la maladie

Lorsque le sujet a finalement accepté la possibilité d'entrer dans la maladie, il consulte le médecin. Dans ce cas, le malade attend du médecin qu'il le rassure et le soulage, cette double fonction appartenant aussi bien au diagnostic qu'au traitement. En fait, une souffrance diagnostiquée pour ce type de sujets est moins pénible qu'une souffrance dont on ignore la cause.

- *Les offres du malade*

Il est des cas simples où le malade expose ses synthèses, où le médecin, à la fin de son examen, établit un diagnostic précis et prescrit un traitement. Mais dans environ un tiers des cas, les symptômes décrits par les malades ne sont pas caractéristiques de la maladie de manière à faciliter l'orientation du diagnostic et l'examen du médecin ne permet pas de déceler immédiatement une affection bien définie. Certains malades viennent trouver le médecin avec leurs souffrances et des propositions de maladies. Il n'est pas rare d'entendre le malade annoncer sa maladie au médecin. Dans ce cas, il serait indiqué de creuser dans l'histoire du malade (l'anamnèse).

- *Le rôle du médecin dans la définition de la maladie*

Le diagnostic doit, pour le malade, précéder le traitement. Si le médecin propose un traitement sans poser le diagnostic, le malade sera déçu et irrité. S'il déclare au malade qu'il ne découvre pas les signes d'une affection, le malentendu sera encore plus grave ; le malade croira que le médecin n'a pas été capable de découvrir sa maladie, et ses propos perçus comme une interdiction de continuer à se plaindre.

- *La réaction du malade lorsque la maladie est définie*

La réaction du malade à l'annonce du diagnostic dépendra de nombreux facteurs, tenant autant à la nature du diagnostic ou plus exactement à la représentation que se fait le sujet des dangers que comporte sa maladie qu'aux caractéristiques psychologiques individuelles. Dans un certain nombre de cas, le malade se sentira soulagé par l'annonce de la maladie, car celle-ci va lui fournir le moyen de résoudre des problèmes jusque-là insolubles.

4.4. Les effets psychologiques de la maladie

4.4.1. La situation du malade et ses implications

Il s'agit d'analyser la situation de malade, ses conséquences psychiques pour le malade ainsi que les différentes réactions auxquelles il faut s'attendre chez le malade. En fait, accepter qu'on est malade entraîne naturellement qu'on est en :

* *Situation de faiblesse :* pour Jeammet Ph. et ses collègues, la maladie est presque toujours souffrance, atteinte corporelle et limitation des possibilités physiques quand ce n'est pas invalidité. Par définition, la maladie a été entendue comme une atteinte de l'intégrité du sujet et une gêne à l'exercice normal de sa vie. Elle ne peut être consciemment ressentie que comme un manque, un défaut, une diminution.

* *Situation de dépendance :* Il va de soi qu'un individu en situation de faiblesse ne peut que développer la dépendance à l'égard de l'entourage, physiquement et moralement. La douleur, symptôme type de l'état de maladie reflète bien cette situation de faiblesse et de dépendance. Il est vain de vouloir séparer la douleur physique de la douleur morale quand les deux composantes sont intimement liées en cas d'atteinte physique. La douleur est avant tout un phénomène subjectif et on ne peut pas la dissocier de sa perception par celui qui souffre. R. Leriche a réalisé une étude devenue célèbre dans laquelle il déclare : « la douleur physique n'est pas un simple fait d'influx nerveux courant à une allure déterminée dans un nerf. Elle est la résultante du conflit d'un excitant et de l'individu entier. C'est là le prototype de toute situation de maladie ou d'accident ».

4.4.2. Les conséquences sur le plan psychique pour le malade

La faiblesse et la dépendance auront généralement pour effets :

* *la régression.* Elle est un mécanisme de défense inévitable et universel que tout médecin ou tout autre membre de l'équipe soignante doit connaître et comprendre dans ses diverses implications. Elle se produit de façon inconsciente en tant que mécanisme de défense du moi.

Elle se caractérise chez l'homme, au-delà du retrait sur soi, par l'émergence d'un comportement infantile avec :

- Réduction des intérêts, le malade ne vivant que dans le présent et l'avenir proche, ne supportant pas l'atteinte ;

- Égocentrisme : le malade n'envisage le monde que par rapport à lui ; il n'imagine pas que les autres puissent être aussi malades ou fatigués, il ne supporte pas la frustration ;
- Dépendance à l'égard de l'entourage : pour la nourriture, la boisson, les soins corporels, accompagnée d'une hypersensibilité aux réactions de cet entourage, le malade se comportant comme un enfant à la recherche d'une bonne mère.
- Mode de pensée magique, illogique avec croyance en la « toute-puissance » du médecin, des médicaments ou de la maladie.
- Le mot de régression a souvent une connotation péjorative : il évoque le retour à l'état infantile et le laisser-aller du vieillard sénile. En fait la régression est, en général, très utile et même nécessaire. Régresser c'est en effet :

    - quitter ses soucis et les exigences habituelles et recentrer ses forces sur soi-même. Ces forces seront utiles pour lutter contre la maladie et protéger le malade.
    - accepter aide et soutien de la part de l'entourage, s'en remettre plus ou moins à lui pour la conduite du traitement et ne pas s'opposer à sa bonne marche par des initiatives intempestives et un activisme gênant.

Le refus de régresser ou la peur de régresser traduit la crainte d'une passivité excessive. En refusant d'être porté par l'entourage et ainsi soulagé de ses tensions excessives, le malade se condamne à une suradaptation très coûteuse pour sa santé.

La régression peut avoir des effets négatifs c'est-à-dire qu'elle peut dépasser son but et enfermer le malade dans une conduite qui s'auto-entretient. C'est notamment le cas chez les personnalités névrotiques qui peuvent trouver là une occasion d'exprimer leur revendication affective. Ce sera une des tâches du médecin qui consistera à trouver d'autres voies d'expression à ces besoins affectifs, notamment par une conduite active à l'égard de son patient et en sachant lui témoigner son intérêt et l'associer à la démarche thérapeutique.

* *la dépression :* C'est surtout sa composante narcissique qui se manifeste. La maladie représente toujours une atteinte de l'image idéale de soi et une preuve de faillibilité. Les signes cliniques de la dépression peuvent se confondre avec ceux de la régression, mais ils y ajoutent une tonalité particulière faite d'un vécu psychique de dévalorisation, d'incomplétude, un sentiment de fatalité avec abandon de tout projet.

Lorsque la dépression est trop importante, elle nécessite un traitement spécifique. Mais elle est souvent masquée par des attitudes réactionnelles du malade. Elle peut également se cacher derrière des plaintes exagérées et sans fin que nous considérons comme ayant une fonction d'appel. La régression si elle est bien acceptée par le malade et l'entourage, protège de la dépression.

4.4.3. Les réactions du malade

Les principales attitudes réactionnelles ou de défense que tout malade est susceptible d'adopter face aux traumatismes de la maladie et à ses répercussions psychologiques sont les suivantes (Ph. Jeammet et al, 1993) :

- *L'adaptation.* C'est la réaction que tout soignant attend du patient et souhaite voir se manifester. Nous devons entendre par adaptation non pas une acceptation passive et une soumission à la maladie, mais une attitude souple et équilibrée du malade qui lui permet de changer son mode de fonctionnement habituel sans pour autant se désorganiser.

- *Le déni de la maladie.* Contrairement à l'adaptation, certains malades refusent la maladie, rarement de façon ouverte, mais le plus souvent par un déni inconscient, parfois camouflé sous une pseudo-rationalisation. Ce dernier comportement se traduit par exemple par un refus de se plier aux exigences du traitement, par la persistance des habitudes nocives (fumer la cigarette dans la douche, prendre une boisson alcoolique, jeter les médicaments en dessous du lit ou à travers la fenêtre…), une activité excessive. Ces mécanismes s'observent parfois dans les états terminaux des maladies mortelles : le malade enlève la sonde ou la perfusion, jette les médicaments en présence du personnel soignant…
- Étant donné que derrière le déni de la maladie c'est la peur qui l'emporte, le médecin devra comprendre la nécessité de rassurer son patient par la qualité de leur relation.
- *La réaction persécutive.* Elle est souvent la conséquence du déni. Le malade rejette sur les autres (médecins, infirmiers, membres de famille…) la cause de ses malheurs : on lui veut du mal, on l'a mal soigné, voire ce sont les soins qui sont responsables de ses troubles. Ces patients peuvent être dangereux surtout si le corps a été directement touché, lors d'une intervention chirurgicale par exemple.
- *C*'est ici qu'il faut comprendre les effets iatrogéniques dans la relation médecin-malade. On appelle iatrogénie la création des symptômes pathologiques et des maladies par le médecin lui-même ou ses soins. Les lésions que certains

médicaments sont susceptibles de provoquer en sont un bon exemple.

- *L'isolation.* Ici, le malade parle volontiers de sa maladie en termes scientifiques. Il se documente abondamment à son sujet et raconte à ses visiteurs le fruit de sa documentation. Devant pareil malade, on ne sent pas la présence d'affects, d'émotions qui accompagnent la prise de conscience de la maladie.

4.5. L'entourage du malade.

L'entourage du malade est fait, bien sûr du personnel soignant et des visiteurs de toutes sortes, mais surtout et principalement de sa famille. Nous devons signaler ici que toute famille fonctionne comme un système avec des lois régissant les échanges à l'intérieur de ce système, et qu'en fonction de ces lois, des problèmes et des désirs de chacun des membres, le système arrive à trouver un équilibre de fonctionnement que la maladie de l'un d'entre eux va perturber.

De manière schématique, deux situations peuvent se présenter :

- Si la famille fonctionne comme *un système souple et ouvert,* le système va s'adapter aux prix de quelques modifications à la nouvelle situation créée par la maladie.
- Si la famille fonctionne comme *un système rigide et fermé,* la nouvelle situation sera perçue comme une menace pour son équilibre, et deux possibilités peuvent se présenter : le rejet du malade ou son utilisation. Dans ce dernier cas, la maladie devient partie intégrante du système et nécessaire à son maintien.

a) Le rejet du malade : celui-ci peut s'exprimer directement sous forme d'abandon pur et simple du malade par les membres de sa famille qui

considèrent que s'occuper de leur malade perturbe leur mode de vie quotidien. Dans les pays où l'assurance maladie ne fait pas partie du vocabulaire courant, cet abandon conduit à la fatalité de la mort.
Le rejet du malade peut aussi s'exprimer par l'intermédiaire des formations réactionnelles. On constate que le malade bénéficie d'une sollicitude excessive, d'une surprotection, une anxiété exagérée. Une telle attitude reflète souvent la fragilité du système que la méchanceté de l'entourage. Ici, le médecin fera mieux d'adopter une attitude de conseil, de soutien et de réconfort plutôt que de prendre une attitude de condamnation.
*b) L'utilisation du malade et de sa maladie*Par rapport au rejet du malade, l'utilisation du malade et sa maladie par le système familial semble être, de prime à bord, une réponse satisfaisante ; mais ses autres conséquences possibles ne sont pas moins dangereuses. Le système familial garde sa rigidité initiale et cherche à englober le trouble nouveau autour duquel il se réorganise. Ainsi donc, la maladie devient nécessaire au nouvel équilibre, étant donné qu'elle peut susciter un élan familial de solidarité. Ces cas s'observent dans les troubles chroniques provoquant des *handicaps* plus moins durables.
Le handicap sera vécu par le malade en fonction des réactions de l'entourage. Il peut cristalliser l'ensemble des inquiétudes de la famille. Culpabilité et agressivité peuvent y trouver un terrain d'expression. Un néo-équilibre familial peut ainsi s'instaurer pouvant même entraver les efforts d'amélioration et expliquer certaines attitudes familiales paradoxales : agressivité soudaine envers

le malade ou dépression si une amélioration ou une guérison surviennent.

4.6. Le malade et la perspective de la mort

Jusqu'à présent, nous avons traité, ne fut-ce qu'en grandes lignes les questions relatives au malade et de la maladie dans sa représentation culturelle et dans son vécu. Mais derrière certaines réactions du malade et de son entourage, sont toujours le désir de guérir ou la crainte de mourir ou encore la perspective de mourir. Ceci nous amène à aborder ce sujet dans ses implications au cours de la relation des soins.

Le socio-thanatologue français, Louis Vincent Thomas (1975, 1987), dépeint avec un pinceau d'anthropologue la conception de la mort en Afrique noire. Il a analysé certains rites funéraires et leur symbolisme et particulièrement lorsqu'il démontre la relation entre la mort et le pouvoir (199…). En ce qui nous concerne, nous pouvons relever deux faits qu'il souligne : le taux de mortalité très élevé, particulièrement chez les enfants et l'espérance de vie très bas, soit entre 20 et 25 ans. Si le taux de mortalité a diminué (…), il reste cependant parmi les plus élevés de la planète. L'espérance de vie qui se situe actuellement entre (…) s'est nettement améliorée, mais cela ne suffit pas pour que la mort et le deuil soit rares dans ces pays. Dans ces sociétés d'Afrique noire, quelle que soit la représentation que l'on se fait de la mort, elle constitue toujours une circonstance angoissante, causant une perte d'un être cher qui plonge les proches dans une consternation déconcertante, inconsolable, quid à déployer l'arsenal de rites à visée socio-psychologique pour faire avaler la pilule tout en recréant l'espoir de vivre. Se convaincant de la fatalité de la mort, l'Africain fait la part des choses. Il a fait une typologie de bonne mort et celle de la mauvaise.

Bien mourir, c'est mourir vieux, jeune défendant sa patrie lors d'une guerre, c'est aussi mourir chez soi, parmi les siens surtout si le défunt a eu beaucoup de femmes, beaucoup d'enfants et de biens pour que ses funérailles et son deuil soient véritablement l'occasion de démontrer sa puissance.

Mal mourir, c'est mourir jeune, sans laisser sa progéniture, mourir d'accident ou victime d'une action maléfique ; même dans l'hypothèse où l'on a déjà d'autres enfants, c'est toujours mal vu qu'une femme décède à l'occasion de l'accouchement, en voulant donner la vie. Il en est de même de morts survenues à la suite des maladies telles que la lèpre, les maladies mentales telles que la schizophrénie, la paranoïa et autres démences…

Dans tous les cas, la mort d'un proche parent est toujours ressentie comme une perte. Elle sera d'autant plus redoutée que le malade constitue un précieux appui matériel et financier pour les siens ou dépositaire de sagesse pour servir d'encadreur et incarner le leadership dont tout groupe social a besoin. La perspective ou la crainte de la mort induit chez le noir africain toutes ses croyances sur la maladie. C'est rare de remettre en cause le premier diagnostic du médecin. Dès que le malade n'accuse pas de signes d'amélioration rapide, ses proches exhument toutes les hypothèses d'envoûtement, de transgression des règles ancestrales, de mauvais sort jeté par l'ennemi, entraînant de ce fait la sortie de l'hôpital et l'interruption ou l'abandon des soins médicaux. Même si le malade ne sort pas de l'hôpital, le débat s'engage néanmoins dans son entourage.

Chez les judéo-chrétiens, la mort d'un proche parent est également vécue comme une perte. Elle entraîne des pleurs et donc le deuil en dépit de toutes les considérations philosophico-religieuses.

La maladie est donc cette circonstance qui rappelle l'opportunité de la mort. C'est en rapport avec elle que tout malade désire entendre le pronostic du médecin après son diagnostic de la maladie. Le pronostic a le rôle de rassurer quant à l'évolution de la maladie vers la guérison (rapide ou lente) ou vers la fatalité.

Cinquième chapitre
Le médecin et sa médecine

Objectifs pédagogiques

A l'issue de ce chapitre, le lecteur appliqué ou l'étudiant sera capable de :

- Présenter et analyser les représentations culturelles du rôle du médecin qui influenceront les demandes à son égard et le rôle qu'on peut lui faire jouer ;
- Expliquer pourquoi la connaissance des conceptions culturelles du médecin et de ses rôles est nécessaire pour le personnel médical et paramédical ;
- Démontrer comment la subjectivité du médecin et son système de valeurs sont engagés dans sa pratique professionnelle ;
- Expliquer l'importance pour un soignant de mieux connaître ses motivations à exercer son métier et comment il peut le faire ;
- Expliquer la complexité du rôle social attendu du médecin ;
- Reconnaître la portée, dans la pratique médicale, de la *« fonction apostolique »* du médecin.

Plan sommaire des matières

5.1. Représentations culturelles du médecin et de ses rôles ;
5.2. Facteurs déterminant le choix de la profession médicale ;
5.3. Fonction apostolique du médecin ;
5.4. Attitudes du praticien devant les problèmes psychologiques.

Il existe des liens étroits entre la personnalité du médecin et sa façon d'exercer sa médecine. La séparation ne peut être totale entre le technicien et ses traits de caractère. Ces liens, leur nature et leur importance sont, à leur tour, fonction des moments et des situations. Ils auront également des effets différents : bénéfiques s'ils favorisent l'empathie avec la malade et aident le médecin à trouver la relation juste ; néfaste s'ils empêchent un jugement objectif, un diagnostic concret, la mise en œuvre des mesures thérapeutiques nécessaires. Étant donné que l'exercice de la médecine sera fonction de l'apprentissage technique (des études), de sa personnalité et de la conception du rôle du médecin que se fait la société dans laquelle il exerce, nous sommes fondés de conclure avec Michaël BALINT que « *l'exercice de la médecine sera pour chaque médecin l'exercice de sa médecine* ».

5.1. Les représentations culturelles du médecin et de ses rôles

Les idées que le médecin se fait de son rôle ont un impact réel sur les relations qui s'établissent entre les deux pôles. Le médecin peut s'opposer à ses représentations ou y adhérer sans recul critique ou avec réserve, mais il en subit tout de même l'influence. Notons au passage qu'avant que la médecine ne recouvre l'image scientifique, elle a fait suite à un grand nombre de médecins qui remontent au temps où médecine, divination et magie se confondaient dans l'opinion. Quand bien même ces images que nous allons présenter peuvent sembler plus éloignées dans le temps, il faut savoir qu'elles sont latentes, plus ou moins enfouies en chacun des malades et qu'elles sous-tendront la relation Soignant-soigné.

5.1.1. Le médecin perçu comme un chaman

Dans le contexte africain, il y a seulement environ 130 ans que les peuples sont mis en contact avec la médecine occidentale. Bien avant la colonisation, les malades d'Afrique confiaient leur sort à leurs ancêtres, aux guérisseurs et aux magiciens de tout bord, bref aux chamans. Ceci est également vrai pour les sociétés dites développées avant les progrès de la science, des techniques de laboratoire et de la technologie médicale. Ici et là, le médecin d'aujourd'hui a pris la relève des guérisseurs et des magiciens ou des sorciers, c'est-à-dire des chamans. Pour comprendre ce rôle, il suffit de se rappeler que la maladie peut être considérée comme un châtiment et/ou qu'elle résulte de l'introduction dans le corps du malade d'un élément étranger mauvais (mauvais sort), ou de la perte d'un élément intérieur bon (le bon esprit).

Le chaman avait pour mission d'extirper du corps du malade l'élément mauvais ou au contraire, capturer un bon élément dont le corps a été privé et l'y réintroduire. Ce qui suppose que le chaman possède la maîtrise des forces du bien et du mal ; qu'il ait fait un pacte avec les représentants du mal. Dans bon nombre de sociétés, celui qui peut guérir peut aussi jeter des mauvais sorts et rendre malade. En définitive, le chaman est familier des forces de la vie et des forces de la mort, des forces du bien et des forces du mal.

Cette conception quelque peu magique du médecin persiste encore. Bien souvent, certains malades se sentent soulagés après le passage du médecin, surtout si celui-ci identifie l'ennemi qui n'est autre que la maladie, il va la combattre et la vaincre. C'est justement cette considération qui conduit certains malades à aborder le médecin avec réserve voire avec méfiance. La crainte et le respect profond que certains malades vouent à leur médecin révèlent cette face maléfique de l'image du médecin (Ph. Jeammet et al, 1993).

5.1.2. Le médecin perçu comme un sacerdoce

Bien d'auteurs trouvent une certaine similitude entre le comportement professionnel des deux acteurs : le prêtre officie ses rites avec ses vêtements, son amulette ; le médecin lui est en blouse blanche, le stéthoscope remplace l'amulette, tous deux emploient un langage hermétique.

L'autorité morale du prêtre lui vient en principe de Dieu par l'intermédiaire de l'église, mais celle du médecin lui est conférée par la science (anatomie et anatomie pathologique, physiologie et physiologie pathologique, etc.). Cette conception justifie le comportement de certains malades consistant à interroger le médecin aussi bien sur des problèmes sexuels, conjugaux, familiaux, ou sur le comportement des enfants, leur scolarité, l'organisation de la vie quotidienne, que sur des questions relevant de son domaine médical. Dans ces conditions, les avis qu'il donne sont investis de la valeur scientifique et du pouvoir qu'on lui reconnaît quel que soit le sujet lui soumis. Autrement dit, le pouvoir qu'il détient est fondé sur le savoir scientifique qui lui est prêté par la société et par le malade de par les études faites. De nouveau, il y a une forte dose de croyances et idées reçues.

5.1.3. La conception moderne du médecin

Cette conception renvoie au statut et aux rôles du médecin tels que développés par Jean Delay et Pierre Pichot (1974). Le statut et les rôles du médecin sont complémentaires de ceux du malade ? Au niveau du statut et du rôle que la société demande inconsciemment aux médecins de tenir, nous trouvons des caractéristiques logiques et rationnelles suivantes :

a) La compétence technique : Il s'agit ici du savoir et du savoir-faire professionnel. Comme nous venons de le souligner plus haut, le savoir constitue le fondement de la légitimité du pouvoir du médecin. C'est le complément de l'obligation à coopérer qui est imposée au malade. La compétence se lit aussi dans l'attitude générale et dans la disponibilité à donner de l'aide.

b) L'attitude universaliste : selon cette caractéristique, le médecin se doit de traiter telle personne, quelle que soit sa nationalité, sa race, sa religion, etc. Cette obligation générale peut souffrir dans des conditions exceptionnelles. En temps de guerre, le médecin doit soigner prioritairement les blessés graves facilement récupérables.

c) La spécificité fonctionnelle : la médecine est la seule institution, en dehors du mariage, à donner accès à l'intimité physique et morale des personnes, ici des malades. Ces privilèges, ces obligations et ces compétences du médecin ne sont valables que dans le domaine de la médecine. Cette spécificité fonctionnelle (particularité de leur métier) de nature exceptionnelle est marquée par l'obligation du secret professionnel. Ce secret professionnel protège aussi bien le malade que le médecin lui-même.

d) La neutralité affective : le médecin ne doit pas juger moralement son malade. S'il se produit un transfert, le médecin doit être protégé émotionnellement contre cette éventualité. Se faisant, il faut donc éviter de se faire séduire par son ou sa malade.

e) L'attitude altruiste et de désintéressement : la nécessité de désintéressement du médecin résulte de la vulnérabilité du malade. C'est la garantie que le médecin ne profitera pas de l'ignorance et de l'impuissance, mieux de la position de faiblesse du malade pour l'exploiter, pour l'abuser. Travailler avec désintéressement est une preuve que le médecin éprouve de l'amour pour son métier et pour son malade et suscite, de ce fait, la confiance du malade vis-à-vis du médecin.

5.2. Facteurs déterminant le choix de la profession médicale.

Ce récit illustre mieux l'importance de connaître les motivations qui sous-tendent le choix de la profession médicale. « *Dans un pays d'Afrique centrale, un jeune garçon orphelin de mère se renseigne sur les conditions du décès de sa maman. Son père lui dit qu'elle était décédée à l'occasion de l'accouchement de son puis-né. Le jeune garçon s'attriste et se décide dès l'école primaire où il était de faire les études de médecine pour empêcher que d'autres femmes ne meurent quand elles s'apprêtent à donner la vie (expression qu'il utilise lorsqu'il raconte cette histoire personnelle). Fidèle à son projet, après l'école primaire et les études secondaires, il poursuit ses études universitaires en médecine générale. Quelques années après avoir exercé la médecine générale, le médecin prend l'inscription à la spécialisation. Ses cousins déjà professeurs de médecine lui suggèrent de se spécialiser en médecine interne, il s'oppose et réaffirme sa détermination à se spécialiser en Gynéco-obstétrique, ce qu'il a réalisé avec grand succès. Il a exercé sa médecine* *et a joui d'une excellente réputation de médecin compétent dans toutes les villes où il a servi. A ce jour, il est agrégé de médecine et participe à la formation des autres médecins et particulièrement des spécialistes en gynéco-obstétrique ».*

Les motivations de cet homme ont sous-tendu ses efforts comme élève et étudiant, puis comme médecin professionnel ainsi que comme formateur. Peut-on s'attendre à la même prestation que chez l'autre qui a choisi de faire les études de médecine pour satisfaire sa curiosité (de voir, de toucher) ?

Nous devons donc savoir qu'une motivation est par définition une affaire essentiellement personnelle. Elle est la résultante d'un grand nombre de facteurs liés à la formation de toute personnalité et au métier de médecin.

Sans avoir l'ambition de dresser un inventaire complet des motivations à être médecin ou plus généralement à exercer une fonction soignante, il apparaît cependant nécessaire de proposer un éventail de données générales susceptibles d'inciter à la réflexion personnelle, sachant bien que ce qui comptera dans l'exercice de sa profession, ce sera l'usage que l'on fera de ses motivations, les attitudes…

A ce sujet, Ph. Jeammet et al, rapportent une liste de douze points représentant les motivations de 200 étudiants en médecine interrogés à Marseille, en France par Sambuc. Ce dernier a tenté, par analyse factorielle de dégager des facteurs inconscients qui peuvent regrouper certaines motivations exprimées. Il s'agit de *la pulsion voyeuriste exhibitionniste* (regroupant les motivations du genre : pour voir, pour comprendre, pour le prestige de savoir…) ; de *la pulsion sadique anale* (pour des réponses telles que : attrait à la réparation, attrait à la responsabilité…) ; et de *l'intérêt socio-économique et personnel* (exprimé par les réponses du type faire la médecine parce que c'est une profession libérale, pour l'attrait de l'argent…). Pour sa part, Missenard, cité par les mêmes auteurs voit dans ces motivations un intérêt humanitaire à travers le désir de soulager ceux qui souffrent ; un intérêt scientifique traduit ici par les motivations se rapportant au désir de savoir, à la curiosité du corps, à l'envie de voir, et enfin la recherche d'un statut socio-économique et personnel (prestige social, besoins pécuniaires, besoin de sécurité personnelle…).

Nous avons demandé aux étudiants en médecine de l'université de Mbujimayi des années académiques 1993-1994, 1994-1995 ainsi à ceux de l'année 1995-1996 pourquoi ont-ils choisi de faire les études de médecine. Les réponses recueillies étaient étonnamment les mêmes différant seulement par la fréquence et donc par l'ordre. Il s'était agi de :

1. Profession libérale,
2. Médecine, profession prestigieuse,
3. Médecine donne l'argent,
4. Volonté des parents,
5. Désir de soulager les malades
6. Prendre soins des membres de ma famille,
7. Pour être salué « *bonjour Dr, bonjour Dr* » par tout le monde à l'instar d'un médecin du quartier,
8. Pour suppléer à la carence en médecins dans notre collectivité,
9. Influence des amis et collègues des humanités.

Comme on peut le remarquer sur cette liste, les motivations humanitaires viennent en second lieu avec trois réponses (5,6 et 8) tandis que les motivations socio-économiques et de prestige occupent la première place avec les réponses 1, 2, 3, et 7. L'influence des parents et des pairs s'affiche au travers des réponses 4 et 9.Il n'existe pas une seule réponse ouvertement exprimée qui pourrait s'interpréter comme une pulsion voyeuriste (désir de voir…).

5.3. La fonction apostolique du médecin.

Cette fonction a été définie par Michaël Balint (1980) comme suit : « tout médecin possède la connaissance révélée de ce que les patients en droit ou non d'espérer : de ce qu'ils doivent pouvoir supporter et, en outre, agit comme s'il avait le devoir sacré de convertir à sa foi tous les ignorants et tous les incroyants parmi ses patients ».Autrement dit, dans chaque acte médical, apparaît la personnalité du médecin. Cette personnalité s'est formée au fur et à mesure des contacts avec les médecins et les malades, lors de ses études, par l'intermédiaire de diverses identifications, et ce, à partir de la personnalité forgée par l'éducation de base.

Cette description faite par M. Balint de la fonction apostolique met en exergue, dans les conduites du médecin, le rôle joué par ses valeurs de référence. Comme chez le malade, ces valeurs plus ou moins implicites auront une influence déterminante sur sa conception de la santé. Cette influence s'exercera dans tous les actes médicaux, mais encore plus nettement quand interviendront les facteurs relationnels et que se poseront les problèmes de limite de l'action médicale (Ph. Jeammet et al, 1993). C'est ce qui se fait dans les cas par exemple de :

- La prescription de contraceptifs,
- L'avortement qui engage davantage les valeurs du médecin,
- La prescription d'un arrêt de travail qui est le plus souvent tributaire des positions idéologiques du médecin et de la conception qu'il se fait de son rôle,
- L'attitude adoptée devant des difficultés scolaires ou un enfant insomniaque,

- L'éventail des attitudes médicales devant une maladie incurable s'étendra par exemple de la priorité accordée à soulager et abréger les souffrances jusqu'à l'acharnement thérapeutique.

Nous nous arrêtons à ce niveau tout en soulignant l'importance qu'il y a pour le médecin de savoir que c'est le soignant et sa personnalité qui répondent à ce type de problèmes.

5.4. Attitude du praticien devant les problèmes psychologiques

Lorsque le malade, après un traitement efficace s'en tire satisfait, il a tendance à poser au médecin des problèmes psychologiques. Devant un problème psychologique, l'identification est beaucoup plus immédiate que pour une maladie physique. Le médecin ne se reconnaît que très peu dans la gêne du diabétique ou dans la douleur de la pneumonie ; tandis que devant un déprimé malheureux ou un patient présentant des difficultés sexuelles, le médecin risque d'être personnellement impliqué par les problèmes analogues à ceux que lui-même a déjà rencontrés ou vécus. C'est ce qui a conduit M. Balint (1966)à parler de *l'évitement de l'auto-examen.*

En vue d'éviter justement l'auto-examen, l'auteur propose que le médecin se retranche derrière le manque de compétence. Le manque de compétence est ainsi évoqué lorsque le médecin sent, de manière quelque peu confuse qu'il risque fort d'être impliqué ou questionné par les difficultés ressenties par le patient.

Ph. Jeammet et al, (1966) proposent d'adopter des attitudes ci-après :

- Prescription d'un placebo qui lui permet de se retrouver dans sa peau rassurante du prescripteur, mais qui ne résout pas le problème du patient ;
- Employer la psychologie du bon sens : conseils de séparation, de changement de travail, de faire du sport…
- Rassurer en minimisant, en disant par exemple que cela va passer ; conseils qui ont la même signification que l'attitude précédente ;
- Envoyer au psychiatre, ce qui peut se faire de plusieurs manières ; de façon rejetante ou de manière exagérément chargée d'espoir…
- Assurer la prise en charge : ce qui est dans la majorité des cas, la meilleure attitude à prendre, mais qui ne peut se faire que dans certaines conditions et en acceptant l'implication personnelle. Encore faut-il maîtriser les techniques psychologiques pour ne pas frôler le charlatanisme.

Sixième chapitre Relation Médecin-Malade (soignant-soigné)

Objectifs pédagogiques.

A l'issue de ce chapitre, le lecteur ou l'étudiant sera capable de :

- Donner et expliquer les principales caractéristiques de la relation des soins ;
- Démontrer comment la relation des soins peut être une occasion de répétition des conduites infantiles ;
- Définir le transfert et le contre-transfert et déterminer leurs implications dans la relation médecin-malade ;
- Saisir et décrire les aspects institutionnels normaux ;
- Expliquer l'expression *« communauté de culture médicale » ;*
- Analyser le schéma classique de la communication médicale et en préciser les conditions de réalisation ;
- Conduire un entretien directif et non-directif en tenant compte des limites de chacune de ces techniques ;
- Définir l'effet placebo ;
- Inventorier les répercussions possibles des attitudes du médecin, de ses prescriptions et de sa parole.

Plan sommaire des matières

6.1. Les aspects institutionnels normaux

Ces relations se déroulent dans un cadre institutionnel qui définit clairement les statuts et les rôles respectifs de chacun. Il est possible d'étudier les conditions qui permettent l'accord entre statuts et rôles : il s'agit essentiellement de ce que l'on appelle la *« communauté de culture médicale » c'est-à-dire* de la similitude de conception que médecin et malade se font de la nature de la maladie et par voie de conséquence du déroulement normal de leur relation. Par exemple : on a foi soit aux soins médicaux, soit aux forces mystérieuses, soit aux deux à la fois.

A côté de cet aspect psycho-social, des composantes psychologiques individuelles entrent aussi en jeu : les attitudes et la personnalité que M. Balint appelle la fonction apostolique du médecin et la naissance chez le malade d'un certain type de liaison affective avec le médecin (le transfert).

6.2. Les principales caractéristiques de la relation des soins

Ici, nous reprenons les caractéristiques de cette relation telles que Ph. Jeammet et al. (1993) les présentent dans leur abrégé.

6.2.1. La relation soignant-soigné est fondamentalement une relation d'inégalité

Tous les hommes sont créés égaux et les lois des nations consacrent cette égalité. J. Lévy Moreno a fait de cette réalité une de ses paumes de discorde avec S. Freud (Moreno J.L., 19…). Mais dans la relation des soins, cette réalité d'inégalité reste évidente.

En effet, le malade, sujet souffrant adresse sa demande à un autre sujet (personnel soignant) disposant d'un savoir, et dont il attend aide, guérison et implicitement une forme de protection. Le malade se trouve donc dans une situation d'inégalité d'abord du fait de sa souffrance qui constitue un handicap et partant mobilise une partie de l'énergie et, ensuite du fait même de la demande des soins qui rend passif et dépendant de la réponse du médecin ou de tout autre membre du personnel soignant.

« Ce type de relation confie donc un pouvoir réel aux corps soignant, médecins, infirmiers et paramédicaux en général. Le nier est souvent le moyen le plus sûr de le rendre plus agissant que plus occulté. Le reconnaître permet de l'étudier, d'en mesurer l'ampleur et de l'utiliser au mieux pour en limiter les effets. Il ne faut pas oublier que la recherche d'un tel pouvoir constitue une des motivations les plus agissantes à choisir ces métiers (Ph. jeammet et al, 1993).

6.2.2. La relation soignant-soigné s'organise autour d'attentes et d'espérances mutuelles.

Le patient qui vient consulter le médecin aspire à recouvrer sa santé. Le médecin, en tant qu'acteur social, ne manque pas d'attentes.

Au départ, il attend être écouté et compris lors de la première rencontre avec le personnel soignant. Ensuite, il attend un soulagement et si possible une guérison rapide.

Les attentes du médecin se rapportent à leur tour d'abord aux motivations qui ont sous-tendu le choix de la profession, et ensuite à la guérison du malade en termes de réussite, ce qui lui permet de vérifier l'efficacité de son pouvoir réparateur et la justesse de ses décisions. Certains médecins désirent obtenir une reconnaissance de la part du malade.

6.2.3. La relation soignant-soigné porte sur le corps, mais elle passe le plus souvent par l'intermédiaire de la parole.

Ceci pose essentiellement le problème de rapport entre le langage et le corps du malade. D'une part, quand bien même le malade ne parle pas au regard de la gravité de son cas ou parce qu'il s'agit d'un enfant qui ne sait pas encore s'exprimer, le médecin se doit de faire parler les ou l'accompagnateur(s). Ce(s) dernier(s) donneront leur récit et témoignages sur le malade et sur ce qu'il(s) sait ou savent de la maladie. La question reste pendante : est-ce que le propos de l'accompagnant rend-il réellement compte des nuances des sensations et vécu du malade ?

D'autre part, on sait que la parole peut blesser et/ou faire vibrer le corps dans son intimité à l'instar des mots qui déclenchent la peur, la colère ou un désir sexuel avec toutes leurs répercussions sur le plan somatique et physiologique. Mais est-ce que la parole du médecin peut-elle soulager le corps ? Ph. Jeammet et al, estiment que l'apaisement d'une confession comme la détente apportée par une parole juste ou une pointe d'humour suffisent à le prouver. Cette réflexion nous ouvre la voix à la nécessité de la communication médicale.

6.3. La communication dans la relation de soins

La communication peut être considérée comme un art de développer et de réaliser une bonne compréhension entre personnes. Elle est un processus d'échange d'informations et de sentiments entre deux personnes ou plus. Elle est, de ce fait, essentielle pour que la communication médicale puisse être efficace.

Une communication qui se veut efficace suppose une transmission et une réception extrêmement précises des informations, une compréhension complète du message par les deux parties, et l'adoption des attitudes et des actions appropriées après l'échange d'informations. Dans la relation des soins, la communication permet au médecin d'obtenir des données nécessaires à la prise des décisions et particulièrement pour orienter le diagnostic, détendre l'atmosphère, apaiser ou soulager le malade confronté à une situation d'incertitude. D'autre part, elle permet au malade d'exprimer ses sentiments, ses préoccupations au personnel soignant, avec ce que cela apporte comme effet cathartique.

Shannon et Weaver ont décrit un processus général de la communication, valide dans toutes les situations. Dans leur modèle de base, on retrouve les éléments clés ci-après : l'émetteur, l'encodage, le message, le canal ou mode de transmission, le décodage, le récepteur, l'effet en retour ou le feed-back et le bruit (C.E. Shannon et W. Weaver, 1974).

Deux conditions minimales nous semblent nécessaires pour qu'une communication médicale puisse avoir lieu, à savoir :

- que le code utilisé par l'émetteur soit décodable (déchiffrable) par le récepteur ;
- que le milieu qui s'interpose entre l'émetteur et le récepteur n'empêche pas la circulation de l'information, et que celle-ci ne soit pas trop déformée par des bruits parasites.

Il faut entendre par bruit ici, tout élément ou toute activité qui perturbe le processus de communication, ou le rend flou ou plus difficile. En ce sens, le bruit peut aller d'une écriture négligée, illisible à une radio sonore dans un bureau, à un accent trop marqué ou à une façon de parler insuffisamment audible. Il existe toujours un certain bruit dans la communication qui peut influer sur n'importe quelle partie du processus.

C'est fort de cette réalité que Ph. Jeammet et al, formulent cette problématique : « la relation médecin-malade avec sa résonnance affective et son poids de conduites répétitives, doit-elle être considérée comme un bruit à réduire le plus possible, car gênant la communication médicale vraie ? Ou fait-elle partie intégrante de celle-ci dont elle est une composante nécessaire et importante » ? Ils répondent sans ambiguïté que pour eux « la relation médecin-malade fait partie de la communication médicale au même titre que le symptôme. Comme lui (le symptôme) elle demande un déchiffrement afin que le sens en apparaisse et qu'elle devienne signe intelligible pour les deux parties ».

Le médecin peut donc réduire autant que possible le bruit en vue d'améliorer la qualité de la communication, la précision et la compréhension du message transmis ou reçu.

Les principaux arguments qui justifient ces prises de position peuvent se résumer comme suit (Ph. Jeammet et al.) :

D'abord en rapport avec le fait que la relation médecin-malade fait partie de la communication médicale :

- La maladie est vécue comme une rupture dans la vie du malade : rupture dans ses relations, rupture de l'image qu'il avait de lui-même. A l'inverse, la maladie peut être une réponse de l'individu à des situations de rupture.
- L'ensemble des soins médicaux subit l'influence de la relation médecin-malade. L'effet placebo et l'observance du traitement chez certains malades illustrent bien cette influence.

Ensuite en rapport avec le fait que la relation médecin-malade nécessite un déchiffrement : elle le nécessite à un double niveau :

- Comme toute relation, elle appelle la recherche du sens latent, inconscient, derrière l'attitude et le langage conscients et manifestes.
- Plus spécifiquement, la relation médecin-malade peut demander une transcription d'un langage corporel en un langage parlé. Il suffit de se rapporter à la plainte de l'hypocondriaque ou à certains troubles fonctionnels pour comprendre cette transcription.

Ce choix involontaire d'un langage corporel pour exprimer une souffrance physique peut s'expliquer par deux raisons essentielles, à savoir :

- Le médecin comprend et accepte le langage du corps ;
- Le langage du corps est le seul que puisse parler le malade :

  * parce qu'il n'a pas encore accès à la parole (cas de l'enfant) ;

* parce que son appareil psychique ne lui permet pas une *mentalisation* et une représentation de ses affects (cas d'un malade mental) ;
* parce qu'il est débordé par les bouleversements qui s'opèrent en lui (cas de l'adolescent par exemple).

Qu'il s'agisse de l'un ou l'autre de ces cas, la tâche du médecin consistera à rechercher selon l'expression de Michaël Balint au-delà de l' « offre » manifeste du symptôme physique, la « demande latente » du patient exprimant ses désirs et besoins véritables.

6.4. La notion de transfert et de contre-transfert dans la relation des soins

6.4.1. La notion de transfert

Lorsqu'un malade décide d'aller consulter un médecin ou tel médecin précis, il possède généralement une information sur lui, ou tout au moins sur l'hôpital et son mode de fonctionnement. Ce qui lui permet de se construire une série de préjugés (le plus souvent favorables, car les défavorables l'orienteraient vers une autre formation médicale). Si le malade retrouve chez le médecin ou chez tout autre membre de l'équipe soignante des traits confirmant les préjugés ou les idées préconçues, ce malade s'attachera affectivement et de manière particulière à son médecin. *C'est cet attachement affectif particulier que le malade voue à son médecin ou tout autre soignant qu'on appelle transfert dans la relation des soins.*

Ce transfert peut être positif ou négatif. Mais dans la plupart des cas, il est positif ; le médecin ou l'infirmier incarne donc la personne que le malade imaginait, suscitant chez ce dernier la sympathie et la confiance qui constituent un atout majeur dans la guérison du malade.

Philippe Jeammet et collègues estiment que les guérisons miraculeuses et les améliorations spectaculaires peuvent s'expliquer par analogie à un coup de foudre, le médecin étant ressenti comme le médecin parfait.

Dans le cas où le transfert est négatif, le malade développe l'antipathie et la méfiance à l'égard du médecin parce que ce dernier présente des images considérées comme mauvaises et auxquelles il ne s'attendait pas. Ceci peut générer à brève échéance un effet anti-thérapeutique. Dans la relation soignant-soigné, l'on peut observer un malade gentil, collaborant (adapté) ou un malade exigeant, méchant, transposant ses habitudes affectives dans ses relations avec son médecin perçu comme un père sévère ou comme une mère aimante.

6.4.2. La notion de contre-transfert

Le médecin est un être humain, avec sa personnalité, ses goûts et ses préférences, ses tendances et ses inclinations habituelles et momentanées, son tempérament. Il a son idée du « bon » malade ou du « mauvais » malade. De ce fait, chaque médecin ressent un penchant pour tel type de malade en fonction de ses critères subjectifs (âge, sexe, situation sociale, niveau d'instruction, présentation, comportement général). Il réagira au transfert de son malade en fonction de tous ses repères personnels. *Le contre-transfert peut donc désigner l'ensemble des réactions affectives du médecin en réponse à ceux de son malade en relation ou non avec son vécu infantile.*

Comme le transfert, le contre-transfert peut être à son tour positif ou négatif. Lorsque le contre-transfert est positif, on assistera à l'identification du médecin à son malade, à ses plaintes, voire à ses souffrances.

A l'inverse, on peut noter chez le médecin un manque d'objectivité dans la prise de décisions importantes. Par exemple garder le malade dans son service au lieu de l'envoyer à un « confrère » spécialiste ou encore le risque de se voir entraînés tous les deux dans une relation envahissante difficilement maîtrisable et parfois aux conséquences peu contrôlables.

Lorsque le contre-transfert est négatif, le médecin peut afficher des attitudes de rejet camouflé ou d'agressivité consciente ou inconsciente traduites par des réactions du genre :

- je suis pressé, je n'ai pas le temps de vous écouter ;
- l'oubli de visites ou erreurs de prescription ;
- tu es agaçant, c'est nerveux ;
- je vais t'envoyer chez le psychiatre.

6.5. Structuration de la relation soignant-soigné

Nous avons vue plus haut que la relation la relation soignant-soigné porte sur le corps, mais qu'elle passe par la parole. A ce stade, il s'agit de préciser les modalités techniques de déroulement de cette relation qui sont, en fait, la manière dont cette parole est structurée ; bref, il s'agit ici de différents modèles d'entretien.

L'entretien est une technique d'investigation utilisée pour atteindre des buts divers. On distingue généralement à ce sujet l'entretien d'enquête ou de recherche, l'entretien d'orientation, l'entretien de sélection ou d'embauche, l'entretien d'investigation clinique et l'entretien thérapeutique. Ces cinq types d'entretien peuvent être regroupés en trois grands domaines d'utilisation, à savoir : le premier domaine concerne la recherche scientifique et comprend l'entretien d'enquête ou de recherche ; le deuxième domaine concerne l'emploi et comprend l'entretien d'orientation et l'entretien de sélection ou d'embauche ; le troisième domaine d'utilisation de l'entretien est le domaine clinique (en médecine comme en psychologie). C'est ce dernier domaine qui nous intéresse dans cet ouvrage.

Selon le degré de structuration, on définit habituellement trois types d'entretien (H. Chauchat, 1985 : 154) :

- L'entretien très structuré dit entretien directif ;
- L'entretien partiellement structuré ou entretien semi-directif ;
- L'entretien le moins structuré ou entretien non-directif ou non structuré.

Cette classification des types d'entretien montre la diversité des modalités d'application de l'entretien ainsi que ses caractéristiques techniques.

6.5.1. L'entretien directif ou interrogatoire méthodique

C'est un entretien qui se déroule suivant un questionnaire stéréotypé, censé couvrir un champ informatif suffisant pour la spécialité concernée. Ce questionnaire diffère d'un service hospitalier à un autre de telle sorte qu'un même malade hospitalisé dans différents services, l'exploitation de son dossier révélera qu'il était envisagé de manière différente en médecine interne, en chirurgie et en gynécologie.

C'est le premier modèle d'interrogatoire que rencontre l'étudiant en milieu hospitalier et dont il s'imprégnera durant ses études. Étant standard, il peut être le plus indiqué dans un cas (de maladie aiguë), mais constituer une occasion de blocage dans un autre type de relation et d'investigation.

Bien au-delà de toutes critiques, l'entretien directif ou l'interrogatoire méthodique présente cet avantage de permettre une formalisation et une systématisation dans la collecte des informations, ce qui permet de constituer un corpus de données homogène et de faire une étude comparative de ces informations. Il permet enfin de réaliser une importante économie de temps en raison de son caractère opératoire.

Par contre, bien que présentant ces avantages, l'entretien directif n'échappe pas à la critique. Ses détracteurs estiment que le malade qui n'est soumis qu'à l'interrogatoire méthodique sans qu'on lui ait donné l'occasion de s'exprimer librement s'en tire avec le sentiment d'être « parcellisé », « chosifié ». A ce sujet, M. Balint disait : « celui qui pose des questions n'obtiendra que des réponses », entendant par là que cette suite de questions oblitère la parole du malade, l'empêche d'aborder ce qui le préoccupe de la manière qui lui convient, de se laisser aller à ses émotions, et par conséquent, de voir apparaître ses conflits ou sa véritable demande.

L. Israël (1968) fait remarquer, à propos de l'interrogatoire méthodique qu'il traduit quand même la personnalité du médecin :

* Ainsi un médecin attaché à ce questionnaire strict a besoin de s'appuyer sur un savoir sûr, et tend à garder le personnage de « celui qui sait » ;
* Celui qui harcèle son malade de questions précises, le secoue un peu s'il ne répond pas vite ou s'il répond à côté, montre par là son appétence à exercer sur le malade un pouvoir : pouvoir de le faire parler, pouvoir de le guérir.
* Il existe aussi de médecin qui fournit les réponses aux questions qu'il pose et qui tend à faire son diagnostic en voyant le malade entrer.
* On peut poser des questions de façon à ne pas obtenir des réponses que l'on craint : l'interrogation négative en est une illustration type : « j'espère que vous n'avez plus de plaintes au moins ? »

Toutefois, il importe de souligner qu'un entretien, même très directif de par le protocole (le formulaire) utilisé, reste fondamentalement différent d'un questionnaire, car les réponses n'y sont jamais proposées : elles sont libres tant par leur contenu que par leur forme, l'interviewé ayant toujours la possibilité de nuancer ses réponses, de les justifier et de les commenter. Un cadre d'investigation précis ou préétabli n'est pas toujours incompatible avec la possibilité de s'exprimer librement, voire spontanément.

6.5.2. L'entretien non-directif

Ce type d'entretien est a été définie par le psychothérapeute américain Carl Rogers comme technique clinique pour poser le diagnostic, mais surtout pour la psychothérapie. L'auteur présente l'exposé complet de la technique dans leur ouvrage intitulé *Théorie et pratique de la thérapie non directive.* Comme on le voit, *la fonction de la non-directivité est, à l'origine, essentiellement thérapeutique.*

Ainsi donc, l'attitude non directive désigne les conditions ou les caractéristiques de l'écoute que C. Rogers préconise d'avoir dans un entretien thérapeutique. Il s'agit d'une attitude complexe, fondée principalement sur trois dimensions : *l'empathie, l'acceptation inconditionnelle et la non-directivité* proprement dite (H. Chauchat, 1985 : 158).

a. *L'empathie* est la capacité de comprendre ce que l'autre ressent, ce qu'il éprouve. Dans le cadre de l'entretien, l'interviewer doit essayer d'entendre ce que dit l'interviewé en comprenant le point de vue de ce dernier, c'est-à-dire son cadre de référence et ses valeurs personnelles.
b. *L'acceptation inconditionnelle* qui désigne une attitude de disponibilité à l'égard de l'autre, la possibilité à la fois de l'accepter comme il est,

mais aussi d'éprouver de l'intérêt pour ce qu'il dit (H.Chauchat, 1985 : 159).

c. *L'attitude non-directive qui désigne* le fait que l'interviewer ne fait pas d'interventions visant à modifier ou à infléchir de quelque manière ce qui est dit par l'interviewé, de façon de penser ou de se comporter.

D'autres auteurs tels que Jean Claude Abric insistent sur la prééminence du climat sur la technique stipulant que c'est ce climat qui est essentiel : la technique n'est qu'au service de ce climat et mieux vaut dans cette optique quelques erreurs techniques qu'un mauvais climat relationnel (J.C.Abric, 1996 : 47). S'agissant des dimensions, il en cite quatre, pour sa part : l'*acceptation inconditionnelle de l'autre, la neutralité bienveillante, l'authenticité* qui correspond à la non-directivité proprement dite et l'*empathie.*

Dans la relation des soins, le médecin fera un effort pour abandonner sa carapace technique et savoir se taire pour entendre le malade et trouver derrière la parole manifeste le sens latent. C'est l'occasion pour le médecin de laisser son patient exprimer ses craintes, ses fantasmes et ses mouvements affectifs.

C'est également ici l'occasion de demander au médecin d'être un auditeur attentif, mais tolérant : la meilleure définition reste encore la « neutralité bienveillante » qui permet de limiter au maximum les interventions imputables aux sentiments du médecin : sa gêne, son hésitation, ou au contraire l'apparition soudaine d'un nouvel intérêt, sont perceptibles et induisent la manière dont le patient évoque sa vie affective. L'attitude non-directive de la part du médecin permettra les associations, l'expression libre : en sachant attendre la fin du silence (particulièrement du silence plein ou du silence actif), en reprenant sur un ton interrogatif un point du propos du patient qui semble revêtir une certaine importance, ou un point sur lequel il perçoit une gêne, un accrochage, etc.

Lorsque le patient s'exprime librement et raconte son histoire, il faut porter l'attention autant sur les troubles que sur la manière de les raconter, il faut percevoir les irrégularités et les achoppements du discours, les associations d'idées et s'intéresser également à la communication non verbale (changement de positions, tics, manifestations affectives…).

L'entretien non-directif permet :

- Percevoir comment symptômes et souffrance se lient sur le plan psychologique, malaises physiques et répercutions psychologiques ou vice versa ;
- Percevoir la vie émotionnelle du patient, sa manière d'être et de réagir, retrouver l'enfant qui parle en lui ;
- Déceler les mécanismes de défense du patient, isolation des sentiments de leur contexte, refoulement qui se traduit par des oublis plus ou moins importants ;
- Repérer les zones de conflit, les circonscrire et les modalités de les aborder sans casse.

L'attitude non directive facilite largement l'élaboration du diagnostic global. Il ne s'oppose pas aux autres modalités techniques, mais elle les complète. Aussi, le plus souvent, concluent Ph. Jeammet et al, (1993), « le médecin, dans la même consultation, passera souplement d'une technique à l'autre en sachant s'adapter aux réactions du malade. Il le fera suivant un style qu'il acquerra progressivement au cours de sa pratique. L'important c'est qu'il perçoive la nécessité et la complémentarité des différentes approches ».

6.5.3. L'entretien semi-directif

Il s'agit d'un entretien partiellement structuré. C'est un entretien au cours duquel alternent l'attitude directive et l'attitude non-directive de l'interviewer. Les données correspondent à des variables définies à l'avance et l'analyse des données ou des informations se fait soit qualitativement, soit quantitativement selon les buts que l'on poursuit, le champ d'application de ce type d'entretien étant très vaste.

6.6. Une question pratique : que dire au malade ?

Point n'est besoin de donner des recettes toutes faites. Il est cependant utile, voire possible d'aider le praticien à avoir une attitude plus adéquate. Cette question se pose à propos du diagnostic et de la nécessité de le communiquer au patient. De toutes les manières, le médecin doit communiquer au malade les résultats de ses investigations sur son cas. Il devra lui dire la vérité. Mais seulement, *il ne lui communiquera que le résultat du diagnostic global.*

Toutefois, il conviendrait de distinguer deux situations différentes : d'abord, celle où le diagnostic du médecin confirme une maladie banale, courante et curable et celle où le diagnostic du médecin confirme une maladie grave, mortelle ou invalidante ou encoure un mal nécessitant une chirurgie mutilante telle que l'amputation d'un membre par exemple.

Dans la première situation, le médecin fournira à son patient, en des termes simples, toutes les explications demandées par ce dernier. Son pronostic permettra de calmer l'anxiété du malade, l'amenant ainsi à participer au traitement.

Dans la deuxième situation, qui suscite débats et controverses, celle de maladies graves, mortelles ou invalidantes par exemple le cancer, une insuffisance cardiaque, un souffle systolique, une cirrhose de foie, le médecin devra savoir comment le malade réagira à l'annonce de son diagnostic. C'est à ce stade qu'il convient de s'interroger sur la demande réelle formulée par le malade, car il existe des malades qui désirent absolument savoir de quoi ils souffrent et réclament les résultats quelle que soit leur nature. D'autres souhaitent savoir s'il s'agit d'une maladie mortelle afin de bien préparer l'après-lui. L'on doit se méfier de ces propos rassurants que d'aucuns qualifient d'attitudes de prestance qui masquent une angoisse déconcertante.

La parole médicale, écrivent Ph. Jeammet et al, peut avoir un poids considérable: son poids est fonction du degré de résonnance qu'elle a avec l'inconscient du malade et sa valeur signifiante. Il est des patients dont la vie physique fut diminuée par l'annonce d'un souffle au cœur, qui a permis alors de cristalliser sur ce symptôme toute l'anxiété de la famille. *La parole du médecin peut ancrer le malaise du patient dans son corps et l'enfermer dans sa position de malade.* Pour éviter que ses paroles soient destructrices, mais pour qu'au contraire, elles aident le malade, le médecin doit pouvoir les adapter à son malade et donc avoir une idée de sa structure psychologique. Il se posera toujours la question de savoir « quel effet aura sur ce patient la révélation de telle partie de mon diagnostic ? » (Ph. Jeammet et al, 1993 : 323).

Parce qu'il faut dire la vérité, si ce n'est toute la vérité au malade, on peut conseiller au médecin d'annoncer le diagnostic fatal de façon intermédiaire, par pallier donnant au concerné l'occasion de poser des questions de précision, mieux la possibilité d'envisager par lui-même au fur et à mesure, la teneur de la gravité de son cas. Toutefois, il appartiendra au patient, de par son attitude implicite ou explicite d'inspirer l'attitude à adopter.

Septième chapitre
Questions psychosociales

Dans ce chapitre, nous essayons d'évoquer, ne fut-ce que sommairement des questions relatives au fonctionnement des groupes d'acteurs impliqués dans la relation des soins. Il est donc nécessaire d'envisager à mieux gérer différemment au quotidien le travail et les relations d'il induit, aussi bien en termes d'équipes de travail que de la qualité des services aux clients.

Nous aborderons tour à tour les sujets ci-après :

- Les relations de travail en milieu hospitalier ;
- L'accueil des malades comme attitude humanisante.

7.1. Les relations de travail en milieu hospitalier

A l'heure actuelle, on est confronté de plus en plus à des problèmes de gestion humaine des services en milieux hospitaliers à cause de l'augmentation des charges de travail. Ces problèmes appellent inéluctablement des études pouvant déboucher sur des réaménagements du travail et particulièrement sur l'organisation du travail en équipe, sur les meilleures façons d'assurer la transmission des informations en relais entre acteurs des équipes alternantes, la définition des référents permettant de déterminer les normes de qualité, les contraintes au travail et les astreintes qui en découlent, la gestion des tensions entre les tâches techniques et relationnelles ou la demande de reconnaissance des personnels en fonction de leur implication dans le travail. C'est sur ce dernier aspect que l'on peut épingler les tensions ouvertes ou latentes entre les membres de l'équipe soignante.

Abordant le même sujet sur le travail en milieu hospitalier, Claude Lemoine (2003) ajoute d'autres thèmes tels que les comparaisons de climat entre des unités centrées sur les soins intensifs ou palliatifs ou encore des problèmes d'organisation relatifs au suivi des malades à la sortie de l'hôpital.

Il apparaît donc impératif de considérer que le fonctionnement d'un service hospitalier implique des relations de groupes. Comme nous l'avons signalé plus loin pour la famille, le groupe soignant fonctionnera soit comme un système fermé, soit comme un système ouvert. S'il fonctionne comme un système ouvert, la collaboration entre les membres sera optimale et les services aux patients s'en trouveront nettement améliorés. Il en sera de même dans les rapports avec l'environnement extérieur à l'hôpital.

Mais si l'équipe soignante fonctionne comme un système fermé, la communication se fera mal à l'intérieur du système ainsi qu'entre le système et son environnement. Cette situation peut entraîner comme conséquences :

- *Une perte d'informations préjudiciable au malade :* très souvent le malade ne livre pas uniquement au médecin des informations relatives à sa maladie, il en donne de façon disparate à différents membres du groupe soignant. Ces informations ne parviendront au médecin que dans la mesure où, il existe entre médecin et autres membres un type de rapport fluide, caractérisé par la confiance mutuelle.
- *Les conflits entre soignants ont parasité la communication :* retenir les informations est le moyen le plus sûr pour tout soignant d'exercer un pouvoir et de s'opposer à un autre soignant ; moyen d'autant

plus facile à utiliser qu'il se prête facilement à son utilisateur inconscient sous la forme d'oublis et actes manqués, permettant au conflit d'être agi sans qu'il soit reconnu (Ph. Jeammet et al, 1993). Les patients peuvent également utiliser ces conflits pour en tirer des bénéfices qui préjudicient le bon fonctionnement du service, mais surtout à la santé des malades.

• *Une perte importante d'énergie :* qui est la résultante de la mauvaise communication. Pour recueillir une information qui circule mal ou diluer une rumeur dangereuse, amoindrir son impact et maintenir la cohésion du groupe, il faut dépenser beaucoup d'énergie et de temps.

L'amélioration de la qualité de la communication au sein de l'équipe soignante passe généralement par les principes ci-après :

- *La compréhension par tous les membres du groupe de l'intérêt d'une bonne communication*, condition pour obtenir leur adhésion et les motiver.
- *Le caractère contagieux des attitudes au sein d'un groupe et leur valeur exemplaire.* On peut remarquer à ce sujet que certains infirmiers adoptent souvent à l'égard des malades des comportements semblables à ceux qu'affichent certains médecins à leur égard ; parfois ils adoptent des contre-attitudes.
- *La valorisation de l'information* si l'on veut obtenir beaucoup d'autres informations de la part des mêmes personnes. A cet effet, toute information venant de toute personne devra être dite et être entendue sans dévalorisation ni mépris. Dans le cas contraire, les communications ultérieures seront inhibées ou sélectionnées en fonction de ce qui sera perçu comme pouvant plaire.

- *Pour se maintenir, la communication ne doit pas se faire à sens unique.* Il s'agit ici d'assurer une rétro-information au personnel soignant sur le sens de leur action, l'importance de leurs informations ainsi que des retombées auxquelles elles ont donné lieu. D'où il faut valoriser chacun dans ce qu'il a dit et recevoir la parole de chacun avec la même qualité d'écoute.

Les principes énoncés ci-haut ne peuvent être mis en pratique que :

- Si leur importance est reconnue ;
- Si les responsables donnent les moyens de les mettre en pratique. Il conviendrait pour cela de prévoir des canaux de communication formels. Ces moyens de communication peuvent être les cahiers de transmission, la visite, les réunions de service, l'affichage aux valves… Si les vraies informations ne circulent pas à temps et auprès de tous les membres du groupe soignant, cela favorisera les bruits de couloirs, les bouches à oreille qui sont des pratiques très dangereuses et très imprécises. Ils favorisent l'apparition des phénomènes de clivage en sous-groupes antagonistes.

L'humanisation des hôpitaux passe par l'application de ces principes. Pour Ph. Jeammet et al., qui dit humanisation signifie en effet le désir de tenir compte des besoins véritables des malades. Ces besoins ne sont pas uniquement matériels, mais ils impliquent une prise en compte des besoins psychologiques et de la personnalité des malades. Ils poursuivent que :

✓ Humaniser c'est réintroduire l'humain dans le fonctionnement de l'hôpital, c'est-à-dire éviter que ce dernier ne soit réduit au rôle d'usine à réparer les organes endommagés.

✓ Humaniser c'est permettre à chaque malade de continuer à vivre en être humain :

- En tenant compte de ses valeurs de référence ;
- En sollicitant au maximum l'ensemble de ses possibilités ;
- En lui évitant d'être désorganisé par l'angoisse et/ou submergé par ses réactions émotionnelles.

✓ Humaniser c'est rendre conscients les soignants qu'ils sont dépositaires d'une partie du narcissisme des patients, qu'ils doivent jouer un rôle organisateur et à cette fin, développer leurs propres capacités de mentalisation.

Les conclusions de Hiem Mabosh J. sont assez éloquentes : « ...il existe dans les milieux hospitaliers de Mbujimayi des conflits de compétence entre les membres de l'équipe soignante. » Il ajoute que ces conflits ont un impact négatif sur la prestation du personnel soignant préjudiciant les clients-malades. Les infirmiers déclarent qu'il en résulte la privation de soins aux malades, la mauvaise qualité des soins administrés aux malades, la négligence de ces derniers et leur séjour prolongé à l'hôpital (Hiem Mabosh J., 1996-1997).

7.2. L'accueil des malades comme attitude humanisante

Sous ce titre, il s'agit de traiter de la manière de se comporter du personnel soignant à l'égard des patients et particulièrement la manière dont ces patients sont reçus dans les milieux hospitaliers.

Quand on sait que l'accueil d'un hôte lors du premier contact est déterminant pour mettre en confiance son visiteur, il est recommandable qu'on lui réserve une attention particulière, spécialement en milieux hospitaliers. Accueillir un patient à l'hôpital constitue une étape importante dans la mesure où cela conditionne le bon déroulement de la prise en charge. Le personnel soignant doit considérer l'accueil comme un soin à part entière, car ceci fera de la personne soignée un véritable partenaire.

L'accueil des malades à l'arrivée à l'hôpital est une tâche reconnue aux hôtesses, mais aussi aux infirmiers. Mais l'accueil d'un patient destiné à l'hospitalisation est le plus souvent un rôle dévolu aux infirmiers.

7.2.1. Buts de l'accueil

Lorsqu'un malade arrive dans un hôpital, généralement en état de souffrance, milieu inconnu ou inhabituel, il éprouve une certaine inquiétude, une certaine peur de l'inconnu, de ce qu'il va subir comme traitement, de son devenir. C'est pourquoi il a besoin d'un accueil chaleureux et bienfaisant et qui aura comme premier objectif :

- *De rassurer le patient* en créant un climat de confiance et une impression de sécurité, car il est brusquement soustrait à son milieu familial, ses amis, voire ses activités professionnelles. Quoi de plus normal qu'il affiche des comportements enfantins (égocentrisme et régression). Il peut s'agir tout simplement de :

    - se présenter à lui en lui donnant votre nom,
    - l'appeler par son nom en le vouvoyant,
    - faire attendre le patient dans une salle d'attente si sa chambre est encore occupée,
    - faire sentir au patient qu'il était attendu et que la prise en charge est immédiate. Il faut se garder de créer des faux espoirs en usant du mensonge. Mieux vaudrait expliquer au patient les procédures à suivre, le préparer à ce qu'il va lui être demandé.

- *De s'occuper de la famille du malade*
  Au moment de l'admission du patient à l'hôpital, le personnel hospitalier se substitue, au meilleur des cas, à la famille en vue de le soigner et de veiller à son bien-être. Il va de soi que la famille sera priée de sortir du circuit médical. Dans ce cas, le personnel soignant doit rassurer la famille en lui fournissant toutes les informations sur l'évolution du patient.

- *De mieux connaître le malade.*
  L'entretien d'accueil reste la meilleure occasion de connaître le patient sur les plans physique, moral et psychologique. Cette connaissance, tirée d'une relation à peine suivie, permettra au personnel soignant de mieux réagir face aux différents problèmes qui pourront surgir durant l'hospitalisation.

7.2.2. Quelques questions pratiques

Il s'agit de répondre aux questions de savoir où se fait l'accueil. Comment réaliser cet accueil ? Et à quoi serviront les données recueillies lors de l'entretien d'accueil ?

A la première interrogation, nous dirons que le premier contact, celui qui correspond à l'arrivée du patient à l'hôpital se déroule à la réception qui est généralement un bureau d'accueil. En principe à ce stade, la mission relève de la compétence d'une hôtesse qui va conduire le patient et sa famille vers l'unité hospitalière où le personnel infirmier prend le relais. Dans la quasi-totalité des formations médicales, l'accueil est assuré par une infirmière dès la réception.

Une fois le patient admis à l'hôpital, un autre entretien d'accueil aura lieu dans la chambre s'il s'agit d'une chambre particulière ou personnelle. Si le malade choisit une chambre commune, le personnel soignant organisera l'entretien d'accueil dans un local prévu à cet effet. En ce lieu, l'infirmier restera un peu de temps pour atténuer l'anxiété qu'engendre la situation pour le malade.

A la deuxième interrogation nous récapitulons simplement qu'il convient de :

- Accueillir le malade en l'appelant par son nom, ce qui suscite chez lui le sentiment d'être attendu, d'être connu ;
- Se présenter au patient et lui expliquer pourquoi on va le soumettre à un entretien. Cet entretien permet d'ouvrir le dossier médical et infirmier et d'expliquer au patient le bien-fondé de toutes les questions qui lui seront posées et d'obtenir sa collaboration.
- Établir l'anamnèse infirmière ;
- Installer le patient dans une chambre en respectant dans la mesure du possible son choix (chambre commune ou personnelle) ;
- Présenter le malade aux autres voisins de chambre ;
- Aider le malade à s'installer, par exemple en rangeant ses effets personnels dans l'armoire, en conseillant de remettre les grosses sommes d'argent à la famille ou de les déposer au coffre de l'hôpital, il en est de même des bijoux ou autres objets onéreux ;
- Prendre soin du patient en ce qui concerne son hygiène (port du pyjama) ;
- Expliquer le fonctionnement de l'équipement hospitalier et les habitudes de l'hôpital (par exemple montrer les toilettes, les interrupteurs pour allumer l'éclairage, les sonnettes d'alarme ; montrer les horaires de visites, de repas et informer le patient qu'il verra défiler trois équipes soignantes par jour ;

- Mettre à sa disposition certains objets nécessaires ou tout au moins lui rappeler leur importance en ces lieux (boissons, mouchoirs, lectures, réveil, etc.) ;
- S'assurer que le patient est à jeun ou non (s'il ne doit pas rester à jeun, lui donner à manger).
- Établir une fiche de température pour le suivi du malade ;
- Renseigner sur l'existence d'un service social tel que la garde d'enfants, services financiers, téléphonie publique, etc.

7.3. La prise en charge médicale des personnes du troisième âge

Au nombre de droits garantis à la personne humaine par les textes juridiques internationaux et nationaux que les pouvoirs publics doivent protéger figurent en bonne place le droit à la vie, le droit à la santé, le droit à l'éducation, le droit à la sécurité sociale et alimentaire, etc. La jouissance du droit à la santé passe par le régime de sécurité sociale dans un pays donné, par l'organisation du système de santé, par le budget alloué au secteur de la santé, par la qualité des infrastructures et des équipements, par la formation du personnel de santé, mais aussi par le climat relationnel qui prévaut en milieu hospitalier entre le personnel soignant et le patient, ici la personne du troisième âge.

Quel n'est pas le désenchantement de tout homme épris de bon sens d'apprendre que le traitement infligé aux personnes de troisième âge admises en milieux hospitaliers à l'échelle planétaire est dégradant !

Selon les Nations-Unies (2002),3 à 10% des personnes âgées seraient victimes de mauvais traitement. L'OMS (2002) renchérit pour sa part en estimant que 4 à 6% des personnes de troisième âge seraient concernées par la maltraitance.

En fait, la maltraitance des personnes âgées est un phénomène mondial. Ceci ressort des études menées dans les différentes régions du monde.

Dans son mémoire présenté à l'école de santé publique de Rennes en France, RUTTEN, P. (2003), se référant au rapport de la commission Laroque, estime que, à cause de leur exposition aux maladies chroniques et dégénératives, les personnes du troisième âge sont perçues comme des dépendants inévitables en situation de marginalité et d'exclusion sociale. Le même auteur écrit que dans les sociétés chinoises, la maltraitance des personnes âgées que l'on y rencontre s'explique par les raisons suivantes : le manque de respect de la part de la jeune génération, les tensions entre les structures familiales traditionnelles et nouvelles, la structuration des réseaux de soutien traditionnels des personnes de troisième âge.

Une enquête menée aux États-Unis d'Amérique sur la violence physique faite aux personnes du troisième âge en milieux hospitaliers a révélé que 36% des membres du personnel soignant d'un établissement des soins ont affirmé avoir été témoins, au moins une fois, des violences physiques infligées à un malade de troisième âge au cours de son hospitalisation ; 40% ont avoué avoir harcelé psychologiquement des patients âgés ; et 10% ont affirmé avoir commis eux-mêmes au moins une fois un acte de violence physique sur un patient âgé (A. Burny, 1997)

quant à l'Afrique, particulièrement l'Afrique au Sud du Sahara, elle passe pour le berceau de la maltraitance des personnes de troisième âge en milieux hospitaliers, tout le contraire de ce que veut leur tradition : le respect des parents et des aînés. Les personnes du troisième âge sont considérées par le personnel soignant de la même manière que dans l'ensemble de sociétés africaines : elles sont accusées de sorcellerie et donc personnes indésirables ; dans toutes les familles pauvres comme des bouches de trop qui doivent céder la place aux enfants et aux plus jeunes pour qu'ils mangent et grandissent ; traitées de capricieuses, les soins à leur apporter sont perçus comme un gaspillage de temps et d'argent.

L'amélioration de cet état des choses passe par des efforts globaux aussi bien au niveau de la gestion des services médicaux et infirmiers en ce qui concerne la prise en charge des personnes de troisième âge que de la formation de base au niveau scolaire et universitaire ainsi que de la formation continue. Cette formation porterait sur la gérontologie et sur la gériatrie. Certains praticiens souhaitent voir organiser une spécialité en gériatrie tout autant qu'il y en a en pédiatrie. Encore faudra-t-il trouver des candidats surtout en milieux africains.

Certains autres (Bravo, Charpentier, Dubois et al., 1997) estiment qu'une formation de base adéquate ne suffit pas : une expérience d'intervention auprès des personnes âgées acquise en cours d'emploi constituerait un atout supplémentaire à la prestation de soins de qualité, car la dépendance des malades âgés implique une certaine relation d'aide et une certaine pourvoyance.

Conclusion

Sous ce titre d'éléments de psychologie médicale, nous avons bien voulu aborder des questions relatives aux attitudes et comportements de l'homme en situation de malade sollicitant l'aide auprès d'un médecin, mieux encore auprès d'une personne soignante. Les deux pôles de la relation soignant-soigné ainsi que la relation elle-même présentent des caractéristiques propres qu'il importait d'élucider du point de vue théorique afin de fournir des éléments de réflexion à tous ceux qui sont impliqués dans une relation des soins d'un patient donné.

Le médecin ou tout autre membre de l'équipe soignante trouvera ici (à travers tous les chapitres de cet ouvrage) ces éléments, mais aussi quelques outils pour rendre cette relation efficace.

Nous avons bien conscience d'avoir soulevé certaines questions sans les avoir assez développées. Cela peut se comprendre du fait les premiers destinataires de cet ouvrage sont des médecins et infirmiers, des étudiants en médecine, en sciences infirmières et dans d'autres filières paramédicales ainsi que les enseignants de cette discipline en milieux universitaires.

Se familiariser avec les concepts de psychologie et de psychologie médicale, comprendre comment se forme la personnalité d'un individu normal et quelques troubles de la personnalité, détenir une information pertinente sur les différents types de caractères constituent des atouts majeurs pour toute personne qui prend en charge des malades. De même, détenir une information pertinente sur la psychosomatique permet d'interpréter les données fournies par le malade et d'orienter le diagnostic là où les troubles persistent sans substrat organique.

Bibliographie

1. ABIVEN, M., Humaniser l'hôpital, Fayard, Paris, 1976.
2. ABRIC J.C., Psychologie de la communication, Armand Colin/Masson, Paris, 1996.
3. ALBYJ.M., « la médecine psychosomatique aujourd'hui », in Revue de psychosomatique, 1979, 259-275 pp.
4. ALEXANDER, F., la médecine psychosomatique, ses principes et ses applications, Payot, Paris, 1952.
5. AUGER L., Communication et épanouissement personnel. La relation d'aide, Edition de l'homme, Paris, 1972.
6. BALINT, M., le médecin, son malade et la maladie, P.B. Payot, Paris, 1980.
7. BALINT M. et BALINT E., Techniques psychothérapeutiques en médecine, Payot, Paris, 1966.
8. BERGERET J., Toxicomanie et personnalité, PUF, Paris, 1982.
9. BOURDEL L., La connaissance de l'homme par la psycho-biologie, Médicis, Paris, 1946.
10. BROWN, R.E. et KOSSLYN S.M., « Cerebral lateralization ». Current Opinion in Neurobiology, 3, 183 – 186, 1993.
11. BRUSSET, B.,« Études des interrelations médecin-malade par enquête auprès des médecins » (équipe INSERM), in psychologie médicale, 1977, 959-1002.
12. BURNYA., Le vieillissement, Université Libre de Bruxelles, 1997

13. CAIN, J., Le syndrome psychosomatique, Privat, Paris, 1971.
14. CANGUILHEM, G., Le normal et le pathologique, PUF, Paris, 1966.
15. CHAUCHAT, H., l'enquête en psycho-sociologie, PUF, Paris, 1985
16. COTINAUD O., Éléments de psychologie pour l'infirmière. La centurion, Paris, 1984
17. COWAN, W.M., KOPNISKY, K.L. et HYMAN, S.E., « The human genome project and its impact in psychiatry », Annual Review of Neuroscience, 25, 1 – 50, 2002
18. DELAY, J. et PICHOT, P., Abrégé de psychologie, Masson, Paris, 1964.
19. FREUD, S., Introduction à la psychanalyse, P.B. Payot, Paris, 1965.
20. FREUD, S., Trois essais sur la théorie de la sexualité, Gallimard, Paris, 1962.
21. FREUD, S., Abrégé de psychanalyse, PUF, Paris, 1964.
22. FRITH, C. & DOLANR. J., « Images of psychopathology, Current opinion », in Neurobiology, 8, 1998, 259-262.
23. GOMAS J.M., Soigner à domicile des malades en fin de vie, Le Cerf, Paris, 1988.
24. GUELFI, J.D., Éléments de psychiatrie, Éditions médicales et universitaires, Paris, 1976.
25. HAREL-BIRAUD, H., Manuel de psychologie à l'usage des soignants, 2e édition, Masson, Paris, 2007.
26. HAYNAL, A. et PASSINI W., Abrégé de médecine psychosomatique, Masson, Paris, 1978.
27. HERZLICH, C., Médecin, maladie et société, Mouton, Paris, 1979.
28. ISRAEL, L., Le médecin face au malade, Dessart, Bruxelles, 1968.

29. JEAMMET Ph., REYNAUD, M. et CONSOLI, S., Psychologie Médicale, Masson, Paris, Milan, Barcelone, Bonn, 1993.
30. LALANDE, L., Vocabulaire technique et critique de philosophie, PUF, Paris, 19.
31. LIEURY A., Psychologie cognitive, 3è Edition, Dunod, Paris, 2013.
32. MacKinnon D.F., Jamison K.R. et DePaulo J.R., « Genetics of manic depressive illness ». Annual Review of Neuroscience, 20, 355 – 373 ; 1997.
33. MOOR L., Éléments de psychologie médicale,(2 volumes), Expansion scientifique, Paris, 1977.
34. MORANGE-MAJOUX, F., Psychophysiologie, Dunod, Paris, 2011.
35. MUKENDI MPINGAH., « Communication en milieu hospitalier de Mbujimayi : étude d'un cas », dans Annales de l'ISP/Mbujimayi, Numéro Spécial, 2001.
36. PEQUIGNOT H., GATARD M., Hôpital et humanisation, E.S.F., Paris, 1976.
37. PICHOT P., Les tests mentaux, PUF, Paris, 1967.
38. PINEL, J., Biopsychologie, 6e édition, Pearson Éducation France, Paris, 2007.
39. POROT M., La psychologie médicale du praticien, PUF, Paris, 1977.
40. ROGERS C., Le développement de la personne, Dunod, Paris, 1987
41. RUTTENP., Soutenir les liens sociaux de la personne âgée dépendantepour une vie de qualité à domicile, Mémoire, École de Santé publique de Rennes, 2003.
42. SANTROCK J.W., Psychology, 6th Edition, Mc Graw-Hill, Higher Education, USA, 2000.
43. SAPIR M., La formation psychologique du médecin, Payot, Paris, 1972.

44. SCHNEIDER P.B., Psychologie médicale, Payot, Paris, 1969.
45. SELYE, H., Le stress de la vie, Gallimard, Paris, 1962.
46. Shauf SIVADON P., Traité de psychologie médicale, PUF, Paris, 1973.
47. TEMMERMAN M. B., Bases en psychologie,PRODIM, SD.
48. THOMAS L.V., Anthropologie de la mort, Payot, Paris, 1975.
49. TORREY, E.F. et YOKEN, R.H., « familial and genetic mecanisms in schizophrenia, »in Brain Research Interactive, 31, 113 – 117, 2002
50. VALABREGA J.P., La relation thérapeutique malade et *médecin,* Flammarion, Paris, 1962.

Table des matières

Santé et Médecine

aux éditions L'Harmattan

Dernières parutions

ALLO DOCTEUR, ICI LA MAMAN DE JULIEN
L'expérience d'un médecin des nourrissons et des enfants
Gardea Alexandre
Ce livre est né d'un désir et d'une question : le désir était d'être utile, la question était : comment faire ? Le pédiatre est confronté au défi d'un assemblage parfois complexe entre les désirs des parents et l'expression de l'enfant. La période ici choisie va de 0 à 3 ans, l'entrée en maternelle, qui marque la fin de l'exclusivité parentale. C'est donc l'expérience de ce métier, construite par la confrontation à des questions, des soucis, des peurs, qui a construit la trame de cet ouvrage.
(15.00 euros, 136 p.)
ISBN : 978-2-343-12516-9, ISBN EBOOK : 978-2-14-004189-1

MÉDECINE DU CORPS, MÉDECINE DE L'ÂME
Boudon-Millot Véronique, Bourgeois Bernard, de Ladoucette Olivier, Reber Bernard, Sarfati Georges-Elia
De Galien de Pergame, héritier d'Hippocrate, à Victor Frankl, père de la « logothérapie », en passant par Freud ou Ostad Elahi, une question court à travers les âges : celle d'une santé, et donc d'une médecine et d'une thérapie, qui prendraient en vue l'homme tout entier, « corps et âme ». Ainsi, quels sont les facteurs psychologiques et spirituels du bien être et de la longévité ? Qu'est-ce qu'une « maladie de l'âme » ? Telles sont quelques-unes des questions sur lesquelles se penchent ensemble les intervenants de cette journée.
(Coll. Journées de la solidarité humaine, 18.00 euros, 168 p.)
ISBN : 978-2-343-12693-7, ISBN EBOOK : 978-2-14-004335-2

ESTHÉTIQUE & PSYCHIATRIE
Godefroy Michel
Cet ouvrage établit l'hypothèse selon laquelle l'esthétique et son conflit primaire, considérés comme un choc fondateur de l'appareil psychique, pouvaient jouer un rôle dans la psychopathologie des troubles mentaux. Après une première partie établissant les bases de l'hypothèse, celle-ci voit son illustration dans la seconde partie qui étudie les principaux syndromes de la clinique psychiatrique. Une nouvelle approche de l'esthétique et de la psychiatrie est alors ouverte.
(Coll. Eidos série Retina, 21.50 euros, 208 p.)
ISBN : 978-2-343-12739-2, ISBN EBOOK : 978-2-14-004308-6

LA PSYCHANALYSE ET LES RÉANIMÉS
Les vêtir de paroles
Gazengel Joseph
La réanimation naissante a rencontré l'auteur, médecin, dès le début de sa pratique de l'hôpital, puis ils ne se sont guère quittés. Même la retraite ne les a pas tenus longtemps séparés, puisqu'elle l'a bientôt rattrapé dans l'expérience personnelle de la maladie. Cet ouvrage offre une lecture ciselée au scalpel du monde de la maladie et de l'hôpital, tant du point de vue du malade que de celui du médecin.
(Coll. Clinique psychanalytique et Institution, 16.00 euros, 146 p.)
ISBN : 978-2-343-12496-4, ISBN EBOOK : 978-2-14-004161-7

PSYCHIATRIE ET INTERDISCIPLINARITÉ
Marchais Pierre
Avec la participation d'Alain Cardon
À l'ère du numérique, la connaissance en psychiatrie tend à devenir plus globale et plus précise. Elle consiste à établir des liens entre des disciplines différentes, malgré les frontières qui les séparent. Cet ouvrage nous prouve que l'interdisciplinarité éclaire progressivement la psychiatrie par de nouvelles connaissances plus cohérentes et congruentes avec le réel, incitant à adopter des traitements mieux ciblés et plus adaptés.
(23.50 euros, 230 p.)
ISBN : 978-2-343-12235-9, ISBN EBOOK : 978-2-14-004155-6

GUÉRIR PAR LE RÊVE
L'onirothérapie depuis l'Antiquité jusqu'à nos jours
Crocq Louis
De tous temps, les humains ont demandé au rêve la guérison de leurs maux. Dans l'Antiquité gréco-romaine, cette pratique de l'« onirothérapie » était courante. Plus tard, Freud découvrit la fonction essentielle des rêves, qui était alors de satisfaire dans l'imaginaire un désir resté inassouvi dans la vie réelle. Cet ouvrage revient sur l'histoire de cette pratique, analysant notamment le somnambulisme artificiel, l'hypnose ou encore le rêve éveillé, et ce afin de traiter les troubles psychiques et psychosomatiques.
(23.50 euros, 220 p.)
ISBN : 978-2-343-12337-0, ISBN EBOOK : 978-2-14-004197-6

LA VIE AU CŒUR DE LA PERTE
Bejar Marie
On pourrait croire qu'il s'agit d'une histoire de pertes : perdre la santé, la vie, l'homme qu'on aime... Mais on y découvre surtout une histoire de vie, d'amour, de ressources et de transformation. La première partie du témoignage traite de cette maladie qui mène à la mort. La deuxième partie évoque les deux premières années de deuil. L'auteure puise dans ses notes, ses rêves et ses créations picturales.
(Coll. Au-delà du Témoignage, 14.00 euros, 88 p.)
ISBN : 978-2-343-12281-6, ISBN EBOOK : 978-2-14-004175-4

DE L'OMBRE À LA LUMIÈRE
Mon parcours de personne drépanocytaire
Bokapa Ewe Minel Princilia - Préface du Dr Gilius Primaël Aloumba
La drépanocytose est une maladie du sang, causée par la mutation du gène de l'hémoglobine. C'est une maladie génétique dont les principales manifestations sont les crises vaso-occlusives. Cet ouvrage relate le combat de vie de l'auteure contre la maladie. La drépanocytose est dépeinte sous tous ses aspects, abordant aussi bien les luttes physiques que psychologiques.
(Coll. Harmattan Congo-Brazzaville, 18.00 euros, 170 p.)
ISBN : 978-2-343-12034-8, ISBN EBOOK : 978-2-14-004141-9

SCIENCES ET ACTION PUBLIQUE : UN MARIAGE FÉCOND
L'exemple de l'alcool au volant
Pérez-Diaz Claudine
Faut-il fonder des politiques publiques sur les sciences ? Cet ouvrage répond à cette question sur le phénomène de l'alcool au volant, en rassemblant les apports de travaux scientifiques et d'archives institutionnelles. La genèse de diverses lois montre que le droit intègre tardivement des savoirs qui pourtant le légitiment. L'auteur revient sur l'analyse de la mise en œuvre de ces lois, qui atteste d'une lente imprégnation de l'action publique par des acquis scientifiques.
(Coll. Sciences et Société, 25.00 euros, 248 p.)
ISBN : 978-2-343-12366-0, ISBN EBOOK : 978-2-14-004157-0

MÉMOIRES D'UNE SAGE-FEMME
Hymne à la vie, hymne à l'amour
Arqué-Mathon Françoise
Ces mémoires racontent près de quarante ans d'exercice passionné du métier de sage-femme. À travers ce récit personnel se dessine une évolution : le dogme du « tu accoucheras dans la douleur », battu en brèche par la méthode du docteur Lamaze et, surtout, la reconnaissance de la sensorialité du bébé scientifiquement prouvée. Malgré les résistances de certains, l'auteur a pris part à cette évolution qui correspondait à ses intuitions de débutante, renforcées par son expérience.
(20.00 euros, 236 p.)
ISBN : 978-2-343-12530-5, ISBN EBOOK : 978-2-14-004160-0

MÉDICALISER L'AFRIQUE
Enjeux, processus et stratégies d'introduction de la médecine occidentale au Gabon (XIXe-XXe siècle)
Mabika Ognandzi Hines
Jusqu'à la fin des années 1880, la pratique de la médecine occidentale au Gabon a surtout lieu sur mer. Dès les années 1890, on assiste à un glissement de la médecine de la mer vers la terre ferme. Ainsi, pourquoi et comment passe-t-on d'un navire-hôpital sur mer à la case de santé à terre, de la case de santé aux ambulances-hôpitaux, puis aux centres hospitaliers universitaires ? Cet ouvrage reconstitue ce processus de médicalisation.
(Coll. Racisme et eugénisme, 31.00 euros, 304 p.)
ISBN : 978-2-343-11857-4, ISBN EBOOK : 978-2-14-004109-9

PRÉVENTION DE L'OSTÉOPOROSE
Un problème majeur de santé publique
Blain Alain
Les travaux récents mettent en évidence l'importance d'un capital osseux optimal comme prévention efficace de l'ostéoporose. L'accent est mis sur la nécessité de l'équilibre alimentaire et nutritionnel et la pratique régulière des activités physiques et sportives, modérées et programmées. Cet ouvrage apporte des données complémentaires aux connaissances habituelles, grâce aux recherches et travaux expérimentaux dans le domaine du sport.
(18.50 euros, 160 p.)
ISBN : 978-2-343-09906-4, ISBN EBOOK : 978-2-14-004055-9

EUGÈNE MINKOWSKI – Philosophe de la psychiatrie
Grulier Jean-Claude
L'œuvre d'Eugène Minkowski (1885-1972) est méconnue. Après des études de mathématiques puis de philosophie, il se consacre à la médecine et se spécialise en psychiatrie. Il écrit de nombreux ouvrages qui feront date dans le domaine médical (*Traité de psychopathologie*) ou philosophique (*Le temps vécu*). Mais ces deux disciplines sont-elles dissociables ?
(Coll. Psycho-Logiques, 28.00 euros, 272 p.)
ISBN : 978-2-343-10773-8, ISBN EBOOK : 978-2-14-004072-6

SOS MÉDECINS – Un pionnier raconte
Barrié Jean-Bernard
La naissance de SOS Médecins découla d'un constat étonnant et révoltant : « En France, on traite mieux les tuyaux de plomb que les coronaires ». C'est alors qu'une vingtaine de médecins dans les années 70 ont remplacé, la nuit, les médecins traitants pour assurer leurs urgences. L'auteur nous conte ici ses gardes de nuit à SOS médecins Paris, à travers plusieurs scènes de vie qui rendent compte de l'intensité des missions effectuées.
(28.00 euros, 340 p.)
ISBN : 978-2-343-10325-9, ISBN EBOOK : 978-2-14-003918-8

VAINCRE L'OBÉSITÉ
Marre Philippe - Préface d'Anne-Sophie Joly
L'obésité a toujours existé. Dans nos sociétés d'abondance, l'alimentation de base est à la portée de tous et la prévalence de l'obésité augmente. À la souffrance psychique s'ajoutent alors progressivement les complications de surpoids qui menacent la qualité de vie et diminuent l'espérance de vie. Cet ouvrage revient sur les modèles de prise en charge qui permettent d'évaluer la sévérité de l'obésité et ses complications éventuelles, et de proposer une éducation thérapeutique avec accompagnement nutritionnel et psychologique.
(Coll. Cultures et Médecines, 18.00 euros, 168 p.)
ISBN : 978-2-343-11975-5, ISBN EBOOK : 978-2-14-003773-3

L'HARMATTAN ITALIA
Via Degli Artisti 15; 10124 Torino
harmattan.italia@gmail.com

L'HARMATTAN HONGRIE
Könyvesbolt ; Kossuth L. u. 14-16
1053 Budapest

L'HARMATTAN KINSHASA
185, avenue Nyangwe
Commune de Lingwala
Kinshasa, R.D. Congo
(00243) 998697603 ou (00243) 999229662

L'HARMATTAN CONGO
67, av. E. P. Lumumba
Bât. – Congo Pharmacie (Bib. Nat.)
BP2874 Brazzaville
harmattan.congo@yahoo.fr

L'HARMATTAN GUINÉE
Almamya Rue KA 028, en face
du restaurant Le Cèdre
OKB agency BP 3470 Conakry
(00224) 657 20 85 08 / 664 28 91 96
harmattanguinee@yahoo.fr

L'HARMATTAN MALI
Rue 73, Porte 536, Niamakoro,
Cité Unicef, Bamako
Tél. 00 (223) 20205724 / +(223) 76378082
poudiougopaul@yahoo.fr
pp.harmattan@gmail.com

L'HARMATTAN CAMEROUN
TSINGA/FECAFOOT
BP 11486 Yaoundé
699198028/675441949
harmattancam@yahoo.com

L'HARMATTAN CÔTE D'IVOIRE
Résidence Karl / cité des arts
Abidjan-Cocody 03 BP 1588 Abidjan 03
(00225) 05 77 87 31
etien_nda@yahoo.fr

L'HARMATTAN BURKINA
Penou Achille Some
Ouagadougou
(+226) 70 26 88 27

L'HARMATTAN SÉNÉGAL
10 VDN en face Mermoz, après le pont de Fann
BP 45034 Dakar Fann
33 825 98 58 / 33 860 9858
senharmattan@gmail.com / senlibraire@gmail.com
www.harmattansenegal.com

www.ingramcontent.com/pod-product-compliance
Lightning Source LLC
LaVergne TN
LVHW021221061026
849535LV00008B/2848
* 9 7 8 2 3 4 3 1 3 9 5 8 6 *